JN126766

前庭（めまい）リハビリ

実践バイブル

リハビリ

第2版

新井基洋 著

横浜市立みなと赤十字病院
めまい平衡神経科部長

中外医学社

薬物で治らない手ごわいめまいは、リハビリで治す！

　こんにちは。本書を手に取ってくださり、ありがとうございます。本書は、薬物のみでは治らず、みなさんを苦しめているめまい症状とめまいに付随するいろいろな症状にはめまいリハビリ（学会では前庭リハビリ、平衡訓練とよびます）が有効であることをお知らせし、実践していただくための本です。

　めまいの主な原因である片側の内耳障害の回復には、小脳というバランスの親分が重要な役割を果します。内耳のバランスの左右差を改善させる代償機転というものがこの小脳にあるのです。でも、それは寝ていては発動しません。そう、めまいリハビリで促進されるのです。ですから、めまいリハビリでは、小脳の優秀な3つの子分である視覚（目）、内耳（耳）、足の裏からの情報（体性感覚）を有効に刺激する必要があります。めまいリハビリの基本的な考え方は、(a)めまい症状を起こしやすい動作を繰り返すことで症状を軽減するリハビリ、(b)内耳を刺激するリハビリ、(c)視覚と体性感覚を用いたリハビリです。意外ですね！　症状を起こしやすい動作を繰り返すなんて、信じられませんよね!!　でも本当です。上記は、めまいリハビリの先進国であるアメリカでの基本的な考え方を書いたもので、アメリカでは標準治療なんですよ！　bの「内耳を刺激するリハビリ」も、当初はくらくらしてめまいが悪化したように感じます。でも、それを乗り越えると効くんです！　cは、内耳が調子悪いのなら、視覚と体性感覚という2つの優秀な子分に磨きをかけようというリハビリです。

　めまい疾患にはいくつかの種類があります。

> **（1）めまいの発症にストレス関与が高くない**
> 　　　（A）左右差が残る状態のめまい
> 　　　（B）加齢性めまいと高齢者平衡障害
> 　　　（C）良性発作性頭位めまい症
> **（2）めまいの発症にストレス関与が高い**
> 　　　（D）メニエール病
> 　　　（E）前庭性片頭痛（片頭痛性めまい）
> 　　　（F）持続性知覚性姿勢誘発めまい

　（2）ではめまいリハビリに加えて、心も元気にし、ストレスを減らす工夫も当然必要ですね。めまいが長引くと不安やうつ状態を引き起こし、本来の「治したい」という考えから後ろ向きな考え（認知）になってしまいますから。その場合にめまいリハビリと合わせて行う「認知療法」という治療も解説しています。

　私は、これら各めまい疾患の特性を踏まえて、患者さんに最適なリハビリを選択して治療します。もちろん、高齢めまい患者の皆さんには、加齢で生じた全身の問題点を明確にし、加齢により落ちた平衡機能と残存している平衡機能とを考えてリハビリを選択することが必要ですが、それも考慮してありますからご安心を。めまい患者さんを元気づけ、リハビリが継続できるように指導していきますので、本書をめまい克服バイブルとしてご活用ください。

横浜市立みなと赤十字病院めまい平衡神経科　**新井基洋**

もくじ

はじめに

　私がめまいリハビリ（前庭リハビリ）に初めて出会ったのは、もう30年以上も前のことです。北里大学耳鼻咽喉科で当時の徳増厚二教授から北里式前庭リハビリの指導を受け、そのめまい治療の選択肢としての可能性を強く感じ取りました。

　みなと赤十字病院に勤務するようになってからは、北里式を一部改変し、入院でのめまい集団リハビリを行っていましたが、現在はコロナ禍の影響もあり、集団ではなく、個々の患者さんそれぞれの症状に適した、いわば**オーダーメイドのめまいリハビリ外来**を行っています。これまでに治療した患者さんは25万人にも及びます。

　めまいリハビリの教科書としては、2020年に第6版を数えた『めまいは寝てては治らない─実践！　めまい・ふらつきを治す23のリハビリ』がありますが、本書の

JCOPY 498-06265

みなと赤十字病院の
めまいリハビリ治療

25万人を超える患者さんの
めまいが改善

本書＝『前庭リハビリ
めまい
実践バイブル』で、
あなたもめまい克服！

初版である『めまいリハビリ実践バイブル──めまいと不安を治す 12 分の習慣』は「**一人でもめまいリハビリが継続して実践できるように**」をコンセプトに、その副読本として執筆したものです。幸い多くの読者に読み継がれてきましたが、2020 年の日本めまい平衡医学会でめまいリハビリに関する用語法の統一が行われたこと[※]などを期に、改題の上、全面的に内容を刷新することにしました。主な改訂点は右ページに示す通りです。

　今でこそ、めまいリハビリ（前庭リハビリ）は、上述のような国内の学会でも注目されるようになりましたが、むしろ米国をはじめとする海外で、先行して高い評価を受けています。世界的に有名な「**コクランレビュー**」でも、「**中等度ないし高程度**」のエビデンスがあると結論づけられています。

[※]学会ではめまいリハビリを「前庭リハビリ、平衡訓練」と呼ぶことが採択されました。本書はこれに従って書名を改めましたが、本文中の用語は親しみやすい「めまいリハビリ」のままとしています。

JCOPY 498-06265

本書
『前庭リハビリ実践バイブル 第2版』
の主な改訂点

◎めまい発症とストレス
◎タイプ別（オーダーメイド）リハビリ
◎メニエール病・片頭痛・持続性知覚性姿勢誘発めまい（PPPD）
◎高齢者の平衡障害
◎女性の辛いめまい
◎認知行動療法
◎めまいの薬物療法

「中程度ないし高程度」の
エビデンス

「コクランレビュー」※の記載

慢性期一側前庭障害患者（片方の耳の悪いめまい患者）に対するめまいリハビリ（前庭リハビリ）の治療は有効で、自覚的なめまいが改善するエビデンスがあると結論。

※ 医学論文のシステマティックレビューを行う国際的団体として著名な「コクラン」が作成する、世界的な論文データの評価結果。

23もあるリハビリを全部こなすのはとても大変です。そこで本書では、まず最初の章で、みなさんそれぞれのめまい診断にあわせ、**おすすめのリハビリを7つに絞って紹介**しています（→第1章　自分のめまいを知ってリハビリを7種類に絞る！）。

　また、当院のめまいリハビリでは、リハビリの方法だけでなく、必要な知識や、**めまいに伴うこころの問題**などについてもお話しています。本書ではこれらを、簡単に、わかりやすくまとめました（→第2章〜第4章）。めまい患者さんは、みな不安を抱えています。めまいと不安は、リハビリを通じて一緒に治すものなのです。

　では、ここでみなさんだけに「**めまいと不安を治す魔法の言葉**」をお伝えしましょう！　右ページの下の言葉を、大きな声を出して3回、繰り返して言ってみてください！

JCOPY 498-06265

あなたにおすすめの
めまいリハビリを
7つに絞り込みます！

めまい患者さんは
みな不安を抱えています

めまいと不安は一緒に治す！

めまいと不安を治す ※魔法の言葉※

「わたしはめまいに負けない！」
「わたしはめまいを治す！」
「わたしはふらつきに負けない！」
「わたしはふらつきを治す！」

どうですか？　力が湧いてきませんか？

　めまい、ふらつきを治すには、それを治したいという強い気持ち（欲求）が必要です（→ 72 ページ「コラム」）。この「魔法の言葉」を実際に口にすることで、その気持ちを確かめ、強いものにすることができるのです。もちろん、患者さんたちは、私と一緒に、みんなでいつもこの言葉を繰り返しています。

　7 つのリハビリは、およそ 7 分でひと通りこなすことができると思います。そのリハビリの前と後に、この「魔法の言葉」を必ず声に出して 3 回言ってください。**1 回約 7 分のリハビリを毎日朝・昼・晩の 3 回行うことを習慣にしてください。**この、1 日 3 回の合計約 20 分の習慣で、あなたのめまい、ふらつきは改善します。

JCOPY 498-06265

めまいと不安を治す 1日20分の習慣

めまいと不安を治す魔法の言葉
×3回

タイプ別7つのリハビリ
（1回7分）

めまいと不安を治す魔法の言葉
×3回

これを毎日朝・昼・晩の3回
＝約20分

とくに最近では、お年寄りで「めまい、ふらつき」に悩む方々が増えています。でも、**「歳のせい」とあきらめてしまう必要はありません**。そんなあなたのためにこそ、めまいリハビリがあるのです。

　さあ、この『前庭リハビリ実践バイブル』を使って、「めまいと不安を治す1日20分の習慣」を身につけましょう。全国の同じ悩みを抱えた仲間と共にめまいリハビリに励みましょう。

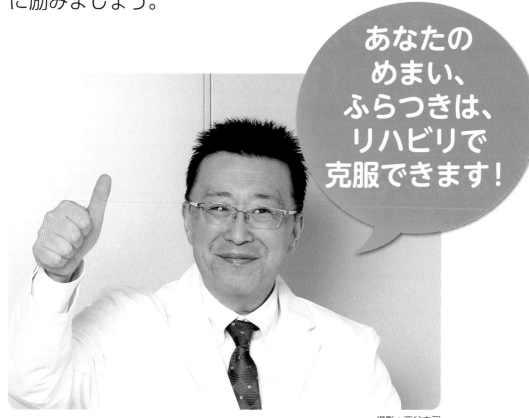

あなたのめまい、ふらつきは、リハビリで克服できます！

撮影：西谷圭司

「歳のせい」と
あきらめないで！

めまい、ふらつきは
リハビリで克服！

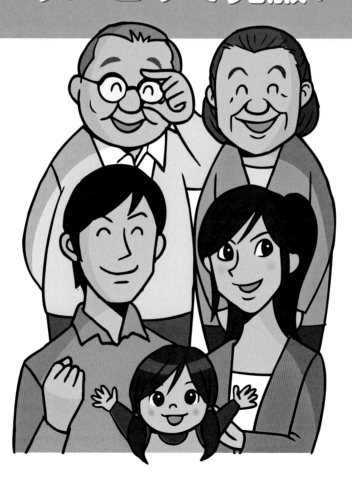

JCOPY 498–06265

第 1 章
自分のめまいを知って リハビリを 7 種類に絞る！
めまい診断フローチャート

　めまいを克服するには、**ご自分のめまいについて良く知る**ことが大切です。そこで本章ではまず、**「めまい診断フローチャート」**で、ご自分のめまいの原因を改めて診断していただきます。

　ところで、めまいがストレスと関係していることは、本書の初版でもお伝えしてきましたが、比較的最近の研究では、**めまい発症**に、**ストレスの関与度が高い疾患と、それほど高くない疾患とがある**ことが報告されています。

　そこで今回は、「めまい診断フローチャート」を通じたアプローチに、この視点も加味することにしました。

JCOPY 498-06265

めまい発症にストレス関与度の低い疾患

①前庭神経炎後遺症、ハント症候群のめまい後遺症、めまいを伴う突発性難聴

②加齢性めまい、高齢者の平衡障害

③良性発作性頭位めまい症（BPPV）、BPPV 疑い

めまい発症にストレス関与度の高い疾患

④メニエール病

⑤片頭痛性めまい

⑥持続性知覚性姿勢誘発めまい（PPPD）

そして、みなさんのめまいを、その原因からＡ・Ｂ・Ｃ・Ｄ・Ｅ・Ｆの６タイプにわけ、タイプ別に**お勧めのリハビリを７つずつ**紹介します。

　したがって今後は、その**種類を７つに絞って、めまいリハビリに取り組めるようになります。**

　それでは、さっそくページをめくって「めまい診断フローチャート」をご覧ください。

JCOPY　498-06265

「めまい診断フローチャート」で

①
自分のめまいについて良く知る！

②
23種類から、特に自分が取り組むべきリハビリを7つに絞る！

人間が一度におぼえられる限界は7種類だからです。

スタート

あなたの症状はどちらですか？

● ある日突然の「めまい（視界がぐるぐる回る感じ）」

● だんだんとひどくなる「ふらつき（雲の上を歩いているようなフラフラした感じ。まっすぐ歩けない感じ）」

ある日突然の「めまい」

だんだんひどくなる「ふらつき」

病院で、「歳のせいです」と言われましたか？

いいえ

はい

ふらつきが残るグループ
➡ **70** ページ
リハビリ **F** タイプ
ストレス関与 高

慢性ふらつきグループ
➡ **32** ページ
リハビリ **B** タイプ
ストレス関与 低

JCOPY 498-06265

めまいは
過去に1度だけ
ですか？

はい →

激しいめまい1度目
グループ
→ **22** ページ
リハビリ **A** タイプ
ストレス関与 **低**

いいえ ↓

めまいのときに
耳鳴り・難聴が
悪化しますか？

はい →

繰り返すめまいと
変動する難聴グループ
→ **54** ページ
リハビリ **D** タイプ
ストレス関与 **高**

いいえ ↓

寝る・起きる・寝返り
などによって、
めまいが起きますか？

はい →

頭や体を動かすと
めまいがするグループ
→ **42** ページ
リハビリ **C** タイプ
ストレス関与 **低**

いいえ ↓

繰り返すめまいグループ
→ **58** ページ
リハビリ **E** タイプ
ストレス関与 **高**

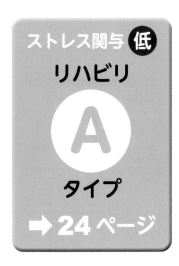

ストレス関与 低
リハビリ

A

タイプ

➡ **24**ページ

激しいめまい1度目
グループ

- 前庭神経炎後遺症
- ハント症候群のめまい後遺症
- めまいを伴う突発性難聴後の
  ふらつき

　これらの疾患は、ドカーンとくる、1度きりの**激しい
めまい**です。内耳を飛行機のプロペラにたとえれば、その片方が**急に**止まってしまった、**片肺飛行**に似ています。

　ここにあたる方は、耳鼻咽喉科でしっかりと薬物治療※
を受け、まず原因疾患を治しましょう。

　しかし、多くの患者さんは、後遺症が残り、**慢性めまい、ふらつき**へと移行してしまいます。そこで、めまいリハビリの出番です。早い時期からリハビリに取り組めば、後遺症の**ふらつき症状は軽く済む**のです。

　担当医の**許可が出たらなるべく早くめまいリハビリ**をはじめましょう！

※ 新井基洋, 他. 外来めまいリハビリテーションと抗めまい薬の併用療法─薬剤選択とその効果. Prog
　 Med. 2012; 32: 1965-1972.

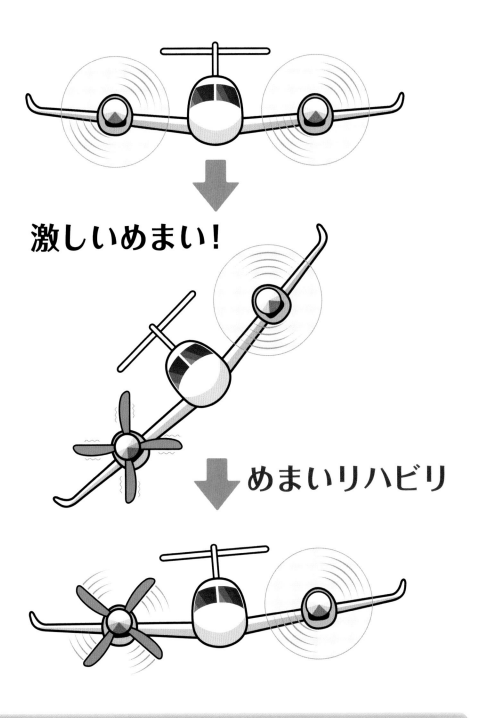

激しいめまい！

めまいリハビリ

早めのめまいリハビリが肝心！
薬物治療も不可欠です。

Ⓐ タイプの 7 つのリハビリ

20分の習慣

魔法の言葉

わたしはめまいに負けない！
わたしはめまいを治す！
わたしはふらつきに負けない！
わたしはふらつきを治す！

× 大きな声で **3回！**

---

①番	速い横	
③番	ゆっくり横	
⑤番	ふり返る	
⑪番	50 歩足踏み	
⑫番	つま先立ち	
⑬番	片足立ち	
⑰番	ハーフターン	

> 体のどこの感覚を刺激するかを示しています

> 特に重要なリハビリを赤枠で囲みました

魔法の言葉

わたしはめまいに負けない！
わたしはめまいを治す！
わたしはふらつきに負けない！
わたしはふらつきを治す！

× 大きな声で **3回！**

24

JCOPY 498-06265

①番 速い横

両手を開く（間隔は肩幅より広めに）
▶ 目玉だけ動かして左右交互に親指の爪を見る（1往復2秒）

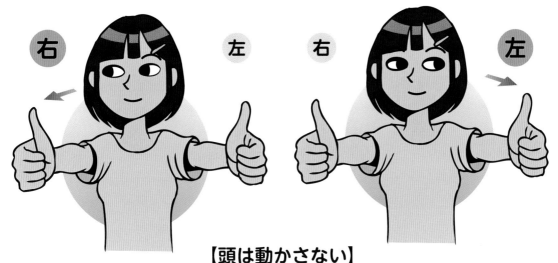

右　　　左　　　右　　　左

【頭は動かさない】

● 目線を変えたときのふらつきに効く。
● 横書きの文字を目で追うときのめまいに効く。

実践のポイント

✓ 20往復、数を数えて、目線を変える練習をしましょう。

✓ **親指の爪**が指標点です。手をしっかり伸ばし、**親指の爪**を
しっかりと目で捉えてください。

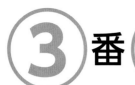 番 ゆっくり横

左手であごを押さえ、右手を伸ばす
▶ 右手を左右に動かし、親指の爪を目玉だけで追う

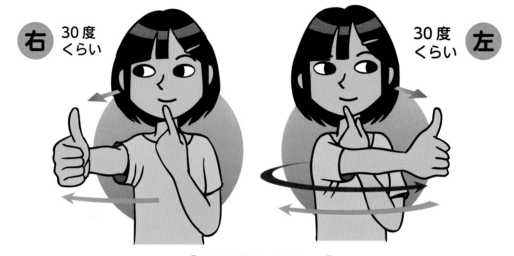

右 30度くらい

左 30度くらい

【頭は動かさない】

● 目線を変えたときのふらつきに効く。
● 車窓の景色でめまいがする人に効く。

実践のポイント

✅ 20往復、数を数えて、目線を変える練習をしましょう。

✅ これも腕をしっかり伸ばしてください。ゆっくりで結構です。ていねいに**親指の爪**を目で追いかけてください。この運動はまさに小脳を使った目のトレーニングなのですよ。

JCOPY 498-06265

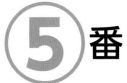番 ふり返る

身体の正面で親指を立てて両手を握る
▶ 親指の爪から目を離さずに、頭を左右 30 度ずつ回す

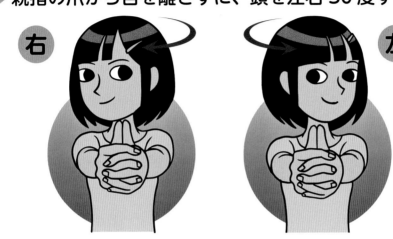

右　左

【クラッとしても中止しない！】【手は動かさない】

● 頭を動かしたときのめまい、ふらつきに効く。
● 人によばれてふり返るときのめまいに効く。

実践のポイント

✔ 20 往復、数を数えて、目線を変えずに頭を左右に動かす練習をしましょう。

✔ 目が親指を見続けることは、結構難しいです。どちらか一方向を向いたときに、頭と一緒に指がついていき、目が親指から離れませんでしたか？　そちらの三半規管が悪いのです。

✔ このリハビリでクラっとしても絶対に続けましょう！　めまいが治る大きな足がかりです。

✔ 首が悪い方や高齢者は、極端に速く、多く行うことは避けましょう。

⑪番 50歩足踏み

開眼

両手を肩の高さまで上げ、
目を開けて
「50歩足踏み」を行う

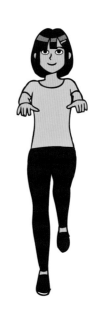

閉眼

両手を肩の高さまで上げ、
目を閉じて
「50歩足踏み」を行う

▶終ったら目を開けてみて…

　左右45度以内
　前1m以内
　　➡外出OK

　左右45～90度
　前1m以上
　　➡近場の外出OK

　それ以上
　後方1m以上
　　➡外出不可

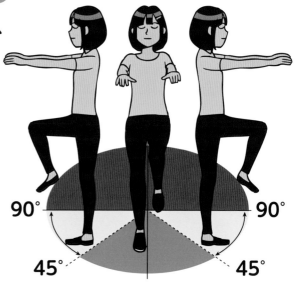

●立ったときのふらつきに効く。
●体の左右の傾き改善に効く。

JCOPY 498-06265

⑫番 つま先立ち

❶介助者が両手を支え、
両手でつま先立ち

❷ゆっくりとかかとを下ろす
❶→❷を 10 回繰り返す

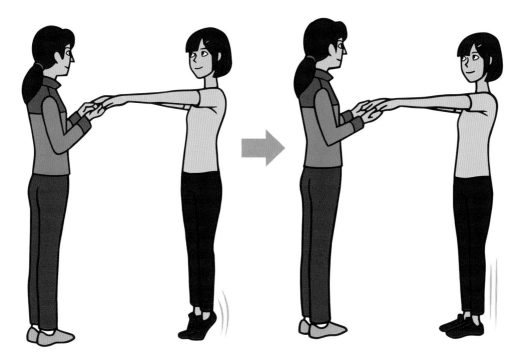

● 筋力の衰えからくるふらつきに効く。
● 第二の心臓（ふくらはぎ）を鍛える。

実践のポイント

✓ 最初はかかとを少し上げる程度でも結構です。
少しずつ高く上げるようにしましょう。

⑬番　片足立ち

目を開けて片足立ち　支えあり

30秒 × 3回

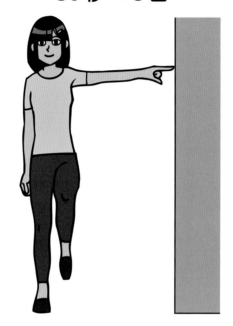

- 立ったときのふらつきに効く。
- 階段やエスカレーターを降りるときに足がすくむあなたに効く。

実践のポイント

✔️ 転倒防止のため、家族などのサポートが必要。慣れたら秒数を増やしていきましょう。また、早口で秒数を数えるのはだめですよ。ちゃんと数えてくださいね。

JCOPY 498-06265

⑰番 ハーフターン 👣

まず左・右両方を試して、**苦手な方**を行ってください。
（左ハーフターンは➡41、69 ページ）

右ハーフターン

❶ 足をそろえて立つ　❷ 左足を前に出す
❸ 右にクルッと回る　❹ 左足を前に出して右足にそろえる

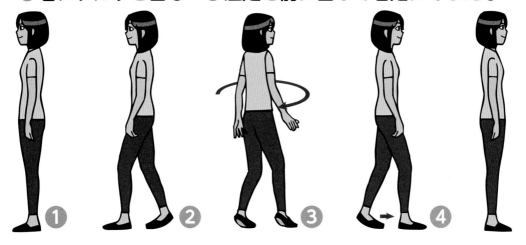

【左ハーフターンは逆になります】

● 歩行時のふらつきに効く。

実践のポイント

✅ この動きは社交ダンスのマンボのハーフターンから取り入れています。これならあなたにもできます。

✅ まず、右ハーフターンを連続 3 回、左ハーフターンを連続 3 回やってみましょう。自然と苦手な方がわかりますよ。

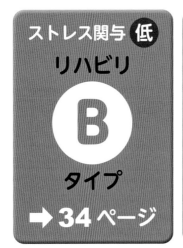

ストレス関与 低

リハビリ

B

タイプ

➡ **34** ページ

慢性ふらつきグループ

・加齢性めまい
・高齢者の平衡障害

　MRI でも異常がなく、お歳を召された方で、寝ているとき以外はずっとふらついているというあなた。あなたは、医師に **「歳のせいですね」「治療法はありません」** と言われませんでしたか？

　そんなことはありません。**めまいリハビリがあります！**

　あなたは大変長い時間ふらつきで悩んでいますね。この本を手にとって、きっと希望の光がさしたと思います。でも、はやる気持ちをぐっとおさえて、ふらつきに悩んできたのと同じ期間をかけてこのリハビリに取り組んでくださいね。ローマは一日にして成らず、ですよ。

JCOPY 498-06265

加齢・高齢者とめまいの豆知識

- 加齢は両側前庭機能低下（読んで字のごとく、片側ではなく、両側の前庭機能が低下すること）の原因となる。これは片側の耳が悪い場合と比べてとても厄介！

- 「高齢者の平衡障害」は高齢者の各種めまい疾患を包含する総称。

- 「耳石器」の加齢による機能低下は 50 歳から！

- 「三半規管」の加齢による機能低下は 70 歳から！

- 高齢者は耳の機能が落ち、「視覚と体性感覚」にとても頼っている ➡ だからリハビリでそれらを鍛えることが大切！

高齢者のリハビリの際に 考慮すべきこと

① 全身状態 　⋮　③ 家族構成
② 障害の重複 　⋮　④ 生活環境

 これらは様々

高齢者のリハビリでは個々に応じた テーラーメイドが必要！

B F タイプの7つのリハビリ

魔法の言葉

わたしはめまいに負けない！
わたしはめまいを治す！
わたしはふらつきに負けない！
わたしはふらつきを治す！

× 大きな声で 3 回！

③番	ゆっくり横	
⑤番	ふり返る	
⑥番	上下	
⑪番	50歩足踏み	
⑫番	つま先立ち	
⑬番	片足立ち	
⑰番	ハーフターン	

魔法の言葉

わたしはめまいに負けない！
わたしはめまいを治す！
わたしはふらつきに負けない！
わたしはふらつきを治す！

× 大きな声で 3 回！

JCOPY 498-06265

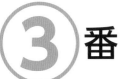

③番 ゆっくり横 👁

左手であごを押さえ、右手を伸ばす
▶右手を左右に動かし、親指の爪を目玉だけで追う

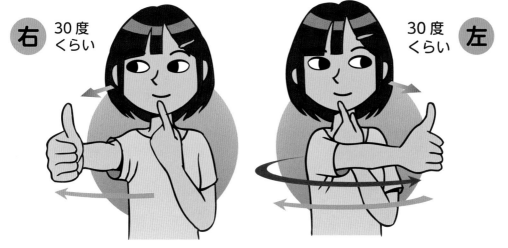

右 30度くらい

左 30度くらい

【頭は動かさない】

- 目線を変えたときのふらつきに効く。
- 車窓の景色でめまいがする人に効く。

実践のポイント

✓ 20往復、数を数えて、目線を変える練習をしましょう。

✓ これも腕をしっかり伸ばしてください。ゆっくりで結構です。ていねいに**親指の爪**を目で追いかけてください。この運動はまさに小脳を使った目のトレーニングなのですよ。

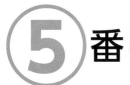 **番** # ふり返る

身体の正面で親指を立てて両手を握る
▶ 親指の爪から目を離さずに、頭を左右 30 度ずつ回す

右 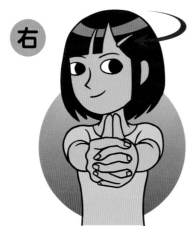 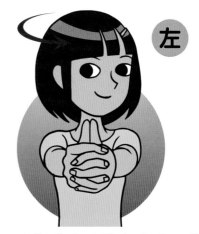 左

【クラッとしても中止しない！】【手は動かさない】

- **頭を動かしたときのめまい、ふらつきに効く。**
- **人によばれてふり返るときのめまいに効く。**

実践のポイント

✓ 20 往復、数を数えて、目線を変えずに頭を左右に動かす練習をしましょう。

✓ 目が親指を見続けることは、結構難しいです。どちらか一方向を向いたときに、頭と一緒に指がついていき、目が親指から離れませんでしたか？ そちらの三半規管が悪いのです。

✓ このリハビリでクラっとしても絶対に続けましょう！ めまいが治る大きな足がかりです。

✓ 首が悪い方や高齢者は、極端に速く、多く行うことは避けましょう。

JCOPY 498-06265

⑥番 上下

腕を伸ばし、両手を内側に倒して親指をつける
▶ 親指の爪を見ながら頭を 30 度ずつ上下する

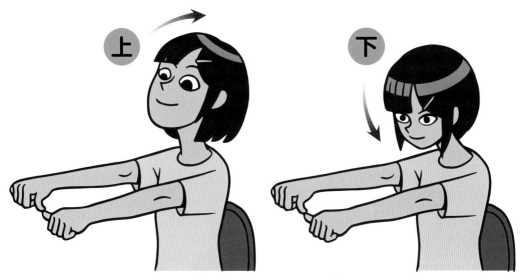

上

下

【手は動かさない】

● 頭を動かしたときのふらつきに効く。
● 顔を洗う、靴ひもを結ぶ、うがいをする、
　目薬をさすときのめまいに効く。

実践のポイント

✓ 20 往復、数を数えて、目線を変えずに頭を上下に動かす
練習をしましょう。

✓ 首が悪い方や高齢者は、極端に速く、多く行うことは避け
ましょう。

⑪番 50歩足踏み

両手を肩の高さまで上げ、
目を開けて
「50歩足踏み」を行う

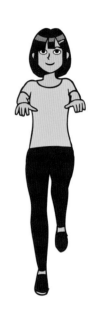

閉眼

両手を肩の高さまで上げ、
目を閉じて
「50歩足踏み」を行う

▶終ったら目を開けてみて…

　　左右45度以内
　　前1m以内
　　　➡外出OK

　　左右45～90度
　　前1m以上
　　　➡近場の外出OK

　　それ以上
　　後方1m以上
　　　➡外出不可

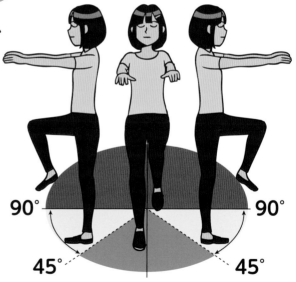

90°　　90°
45°　　45°

●立ったときのふらつきに効く。
●体の左右の傾き改善に効く。

JCOPY 498-06265

⑫番 つま先立ち

❶介助者が両手を支え、
　両手でつま先立ち

❷ゆっくりとかかとを下ろす
　❶→❷を 10 回繰り返す

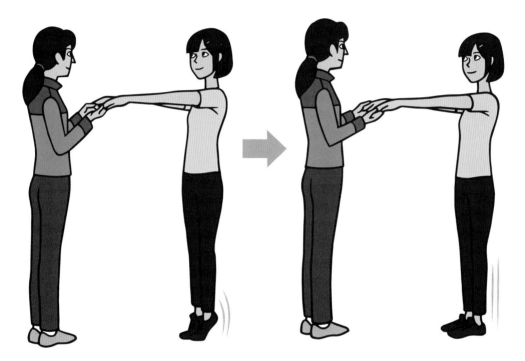

● 筋力の衰えからくるふらつきに効く。
● 第二の心臓（ふくらはぎ）を鍛える。

実践のポイント

✓ 最初はかかとを少し上げる程度でも結構です。
　少しずつ高く上げるようにしましょう。

⑬番 片足立ち

目を開けて片足立ち　支えあり

30秒 × 3回

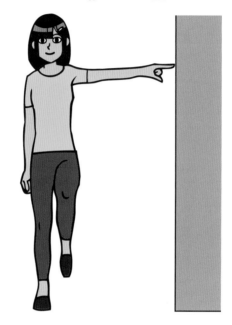

- 立ったときのふらつきに効く。
- 階段やエスカレーターを降りるときに足がすくむ あなたに効く。

実践のポイント

✓ 転倒防止のため、家族などのサポートが必要。慣れたら秒数を増やしていきましょう。また、早口で秒数を数えるのはだめですよ。ちゃんと数えてくださいね。

JCOPY 498-06265

⑰番 ハーフターン 👣

まず左・右両方を試して、**苦手な方**を行ってください。
(右ハーフターンは➡ 31、51 ページ)

左ハーフターン

❶足をそろえて立つ　❷右足を前に出す
❸左にクルッと回る　❹右足を前に出して左足にそろえる

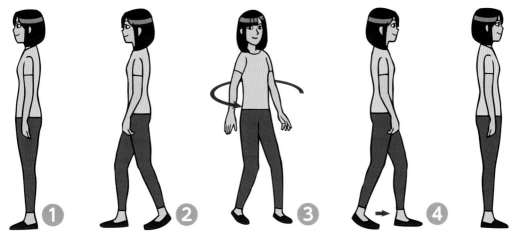

【右ハーフターンは逆になります】

● 歩行時のふらつきに効く。

実践のポイント

✅ この動きは社交ダンスのマンボのハーフターンから取り入れています。これならあなたにもできます。

✅ まず、右ハーフターンを連続 3 回、左ハーフターンを連続 3 回やってみましょう。自然と苦手な方がわかりますよ。

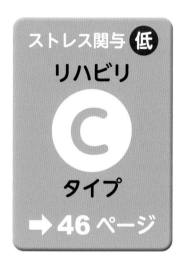

ストレス関与 低
リハビリ

C

タイプ

➡46 ページ

**頭や体を動かすと
めまいがするグループ**

・良性発作性頭位めまい症
（BPPV）

・頭位性めまい症（BPPV 疑い）

など

　寝る、起きる、寝返りをうつ、などの動作からめまいが起きるみなさんのほとんどは、**良性発作性頭位めまい症（BPPV）**でしょう。

　BPPV は、耳の中にある耳石器から**耳石**がたくさん剥がれて、三半規管の内リンパ液にその耳石が入ることが原因です。頭や体を動かすと、剥がれた耳石が塊となり内リンパ液の中を移動するために、誤った情報が脳に伝わり、めまいになるのです。

　BPPV は自然治癒するケースもあるのですが、めまいが長引く場合には**薬物だけでは**絶対に**治りません**。耳石を元に戻すリハビリ（耳石置換法）が **BPPV 治療の第一選択**なのです。

JCOPY 498-06265

良性発作性頭位めまい症
（BPPV）は、剥がれた耳石が
移動することが原因なのです。

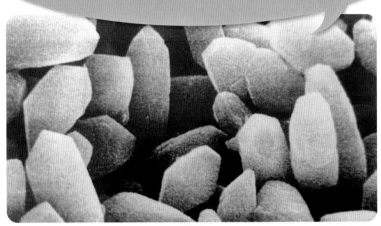

金徳金先生提供

薬物治療だけでは治りません。

めまいリハビリが大事！
枕を高くすることが大事！

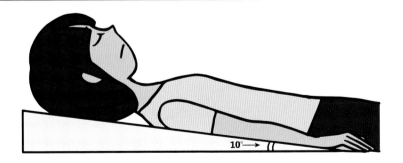

※アメリカ耳鼻咽喉科頭頸部外科学会（AAO-HNS 2017）において、BPPVは耳石置換法後に
　めまいリハビリを併用してよいとされました（歩行の不安定改善・患者教育目的）。

43

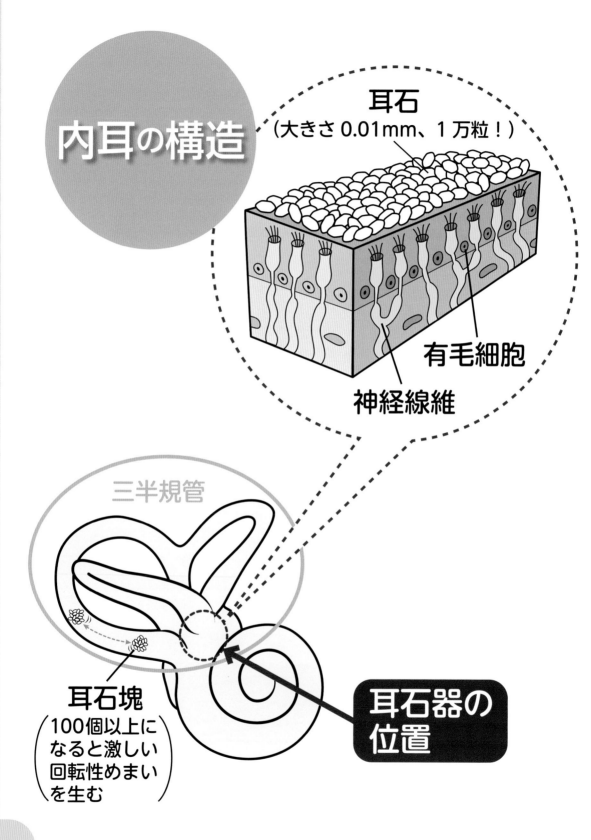

内耳の構造

耳石
（大きさ 0.01mm、1 万粒！）

有毛細胞

神経線維

三半規管

耳石塊
（100個以上に
なると激しい
回転性めまい
を生む）

耳石器の
位置

JCOPY 498-06265

三半規管の付け根には耳石器があります。耳石器の上部には粘着性をもった耳石膜があり、そこに耳石がわれわれの想像以上にしっかりと貼り付いています。身体の動きに伴って耳石が動くと、それが脳に伝達されて直線加速度（車の場合なら前進・後進、エレベーターの上下、遠心力、重力）が伝わります。

　しかしそんな耳石も、加齢・外傷・内耳の病気などにより、耳石膜からはがれ落ちてしまうこともあります。はがれた耳石がお隣の三半規管にけっこうな量が入ってしまうと、固まりとなって、頭を動かすたびに耳石が三半規管の中を動き、めまいを引き起こすのです。1 粒や 2 粒では悪さはしません。

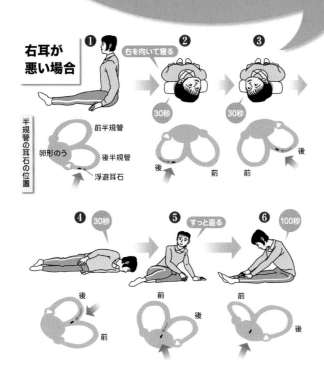

右耳が
悪い場合

❶

❷ 右を向いて寝る　30秒

❸ 30秒

半規管の耳石の位置

前半規管

卵形のう

後半規管

浮遊耳石

後　　前

前　　後

❹ 30秒

❺ すっと座る

❻ 100秒

後　前

前　後

前　後

C タイプの **7** つのリハビリ

20 分の習慣

わたしはめまいに負けない！
わたしはめまいを治す！
わたしはふらつきに負けない！
わたしはふらつきを治す！

× 大きな声で **3 回！**

⑤番	ふり返る
⑥番	上下
⑦番	はてな
⑪番	50 歩足踏み
⑰番	ハーフターン
⑱番	寝返り
㉓番	ヘッドチルトホッピング

わたしはめまいに負けない！
わたしはめまいを治す！
わたしはふらつきに負けない！
わたしはふらつきを治す！

× 大きな声で **3 回！**

JCOPY 498-06265

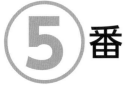 番 ふり返る

身体の正面で親指を立てて両手を握る
▶ 親指の爪から目を離さずに、頭を左右 30 度ずつ回す

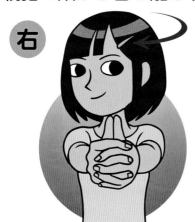 右

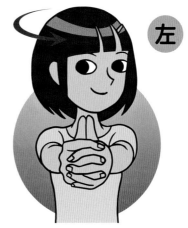 左

【クラッとしても中止しない！】【手は動かさない】

● 頭を動かしたときのめまい、ふらつきに効く。
● 人によばれてふり返るときのめまいに効く。

実践のポイント

✓ 20 往復、数を数えて、目線を変えずに頭を左右に動かす練習をしましょう。

✓ 目が親指を見続けることは、結構難しいです。どちらか一方向を向いたときに、頭と一緒に指がついていき、目が親指から離れませんでしたか？　そちらの三半規管が悪いのです。

✓ このリハビリでクラっとしても絶対に続けましょう！　めまいが治る大きな足がかりです。

✓ 首が悪い方や高齢者は、極端に速く、多く行うことは避けましょう。

⑥番 上下

腕を伸ばし、両手を内側に倒して親指をつける
▶ 親指の爪を見ながら頭を 30 度ずつ上下する

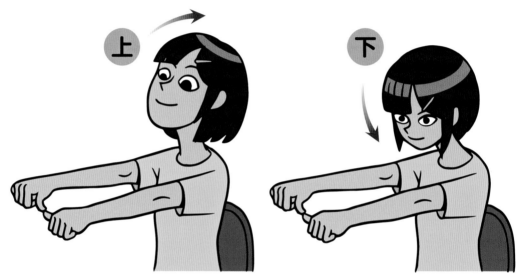

【手は動かさない】

- 頭を動かしたときのふらつきに効く。
- 顔を洗う、靴ひもを結ぶ、うがいをする、
  目薬をさすときのめまいに効く。

実践のポイント

✓ 20 往復、数を数えて、目線を変えずに頭を上下に動かす
練習をしましょう。

✓ 首が悪い方や高齢者は、極端に速く、多く行うことは避け
ましょう。

JCOPY 498–06265

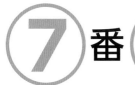 番 # はてな

腕を伸ばして、身体の正面で親指を立てる
▶ 視線は親指を正視したまま、首を左右に傾ける

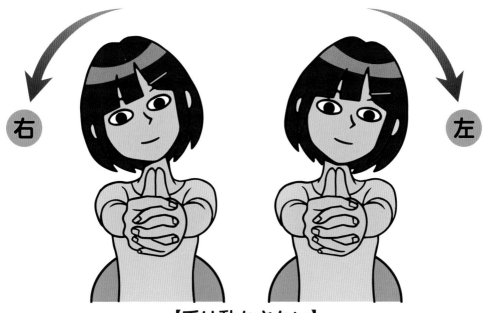

右　　　　　　　　　　　　　　　　左

【手は動かさない】

● 耳石器機能を鍛える大事なリハビリ。

実践のポイント

✔ 20往復、数を数えて、目線を変えずに頭を左右に傾ける
練習をしましょう。

✔ 通称「はてな？のポーズ」と呼んでいます。

⑪番 50歩足踏み

開眼

両手を肩の高さまで上げ、
目を開けて
「50歩足踏み」を行う

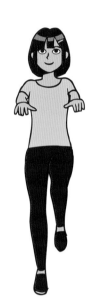

閉眼

両手を肩の高さまで上げ、
目を閉じて
「50歩足踏み」を行う

▶終ったら目を開けてみて…

左右45度以内
前1m以内
　➡外出OK

左右45〜90度
前1m以上
　➡近場の外出OK

それ以上
後方1m以上
　➡外出不可

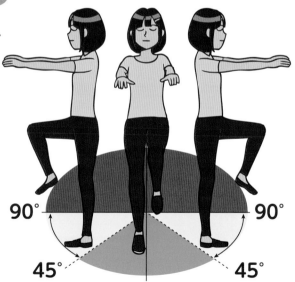

●立ったときのふらつきに効く。
●体の左右の傾き改善に効く。

JCOPY 498-06265

⑰番 ハーフターン 👣

まず左・右両方を試して、**苦手な方**を行ってください。
（左ハーフターンは➡41、69ページ）

右ハーフターン

❶足をそろえて立つ ❷左足を前に出す
❸右にクルッと回る ❹左足を前に出して右足にそろえる

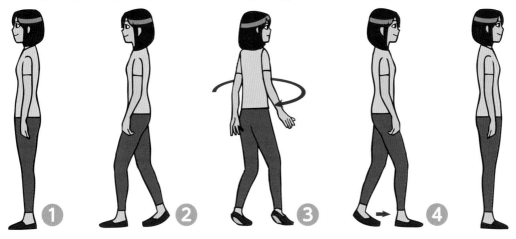

① ② ③ ④

【左ハーフターンは逆になります】
● 歩行時のふらつきに効く。

実践のポイント

✅ この動きは社交ダンスのマンボのハーフターンから取り入れています。これならあなたにもできます。

✅ まず、右ハーフターンを連続3回、左ハーフターンを連続3回やってみましょう。自然と苦手な方がわかりますよ。

⑱番 寝返り

左 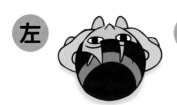 **右**

ポーズを変えるごとに、
とってもゆっくり 10 数える

基本の姿勢（仰向け）

❶ 顔だけを
右に向ける
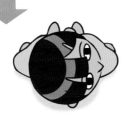

❹ 顔だけを
左に向ける
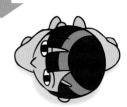

❷ からだを
右に向ける
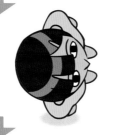

❺ からだを
左に向ける
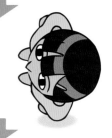

❸ 基本の姿勢
（仰向け）に
戻る
左 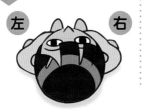 **右**

❻ 基本の姿勢
（仰向け）に
戻る
左 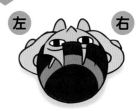 **右**

【❶〜❻の動作を 1 回 3 セット行う】
【10 秒数えてから、次の動作に（10 秒間ですよ！ 早口はダメ）】
【寝返りをうつのは怖いですよね。でも治すためには、やらなければいけません】

● 寝返りのめまいに効く。

JCOPY 498–06265

㉓番 ヘッドチルトホッピング

坐って、側頭部を手根部
（手のひらの手首に近い部分）に打ち当てる

手を下から	手を上から

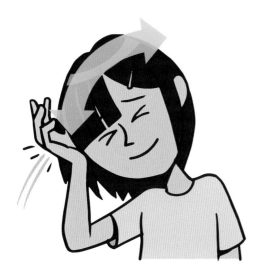 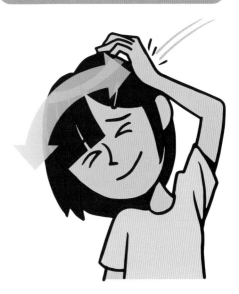

【水抜きをするイメージで】
【地面と耳が水平になるくらい頭を傾ける】

実践のポイント

✅ 耳の中の水抜きをするイメージで行ってください。

✅ 右・左どちらの耳が悪い場合でも、両側を行います。

※奈良県立医科大学耳鼻咽喉・頭頸部外科学の山中敏彰先生が考案されたヘッドチルトホッピング（山中ホッピング法）を座位に応用したものです。

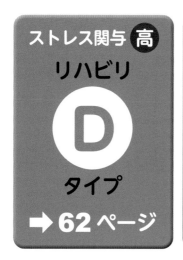

ストレス関与 高

リハビリ

D

タイプ

➡ **62** ページ

繰り返すめまいと
変動する難聴グループ

・**メニエール病** など

　ここにあたるのは、「繰り返すめまい」タイプで、聴覚が変動（悪化）する疾患の方ですね。**メニエール病**が代表です。

　メニエール病は**ストレス**からくるものだとも言われています。大きなストレスがこころに影響すれば「うつ」になりますが、それが耳に影響して、めまい・耳鳴り・難聴という症状として出現してしまったのがメニエール病なのです。

　難聴などの症状がひどいうちからめまいリハビリを開始してしまうと、逆効果になる可能性があります．症状が落ち着いてからのめまいリハビリは、メニエール病によるめまいにも有効な可能性があります。

JCOPY 498-06265

メニエール病から回復するには

①きれいな景色を眺める
②小さな幸せを感じる
③毎日水分を1リットル以上摂る

60ページの「メニエール病改善日誌」
を活用しましょう。

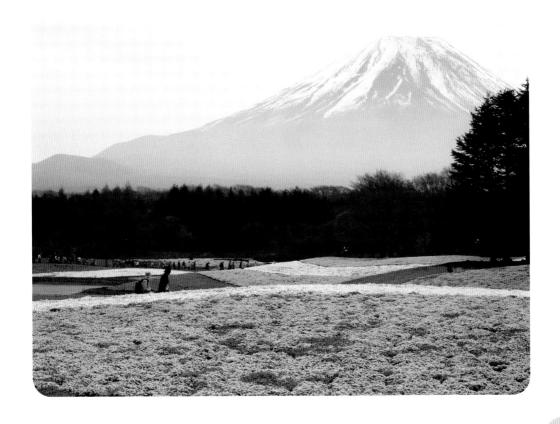

また2018年には、**中耳加圧療法**というメニエール病の新しい治療法が認可されました。一定の要件を満たした場合※にしか適応が認められていませんが、難治性の患者さんへの効果が期待されています。

　メニエール病では、内リンパ水腫（内耳に内リンパという液体が過剰にたまった状態）がめまいなどの原因となります。そこで、薬剤（イソバイド®）で内リンパ水腫を軽減する治療が行われてきましたが、薬剤治療抵抗性には外側から鼓膜に圧力をかけることで非侵襲的に（身体を傷つけることなく、という意味）これと同じ効果を得るのが中耳加圧療法です。

　耳鼻咽喉科専門医の指導のもと、1回3分間、1日2回、「非侵襲中耳加圧装置」を使用して行い、「月間症状日誌」などで症状の変化を記録して原則4週間ごとに評価をします。改善効果が見られれば、36か月まで治療を継続することができます。

※ Stage 4のメニエール病確実例、遅発性内リンパ水腫確実例で、外耳道損傷、耳垢塞栓および鼓膜穿孔がない患者。

JCOPY 498-06265

非侵襲中耳加圧装置

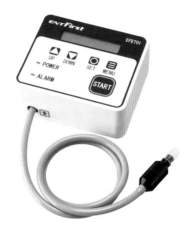

月間症状日誌
（めまい症状を記録する手帳）

年　月　症状日誌

毎日のめまいレベル、自覚的苦痛度、活動レベルを右の「評価数値」に従いご記入ください。
この症状日誌は、医師が治療効果を観察・判定するために使われます。

評価数値	めまいレベル：	自覚的苦痛度：	活動レベル：
	0：なし	0：なし	0：正常な活動
	1：軽度	1：軽度	1：少し制限有り
	2：中等度	2：中等度	2：やや制限有り
	3：激しい	3：非常に大きい	3：不調で在宅
	4：経験ない強さ	4：極めて大きい	4：寝たきり

＿＿＿日 月曜日	＿＿＿日 火曜日	＿＿＿日 水曜日	＿＿＿日 木曜日	＿＿＿日 金曜日	＿＿＿日 土曜日	＿＿＿日 日曜日	memo
めまいレベル：	めまいレベル：	めまいレベル：	めまいレベル：	めまいレベル：	めまいレベル：	めまいレベル：	
自覚的苦痛度：	自覚的苦痛度：	自覚的苦痛度：	自覚的苦痛度：	自覚的苦痛度：	自覚的苦痛度：	自覚的苦痛度：	
活動レベル　：	活動レベル　：	活動レベル　：	活動レベル　：	活動レベル　：	活動レベル　：	活動レベル　：	
＿＿＿日 月曜日	＿＿＿日 火曜日	＿＿＿日 水曜日	＿＿＿日 木曜日	＿＿＿日 金曜日	＿＿＿日 土曜日	＿＿＿日 日曜日	
めまいレベル：	めまいレベル：	めまいレベル：	めまいレベル：	めまいレベル：	めまいレベル：	めまいレベル：	
自覚的苦痛度：	自覚的苦痛度：	自覚的苦痛度：	自覚的苦痛度：	自覚的苦痛度：	自覚的苦痛度：	自覚的苦痛度：	
活動レベル　：	活動レベル　：	活動レベル　：	活動レベル　：	活動レベル　：	活動レベル　：	活動レベル　：	
＿＿＿日 月曜日	＿＿＿日 火曜日	＿＿＿日 水曜日	＿＿＿日 木曜日	＿＿＿日 金曜日	＿＿＿日 土曜日	＿＿＿日 日曜日	
めまいレベル：	めまいレベル：	めまいレベル：	めまいレベル：	めまいレベル：	めまいレベル：	めまいレベル：	
自覚的苦痛度：	自覚的苦痛度：	自覚的苦痛度：	自覚的苦痛度：	自覚的苦痛度：	自覚的苦痛度：	自覚的苦痛度：	
活動レベル　：	活動レベル　：	活動レベル　：	活動レベル　：	活動レベル　：	活動レベル　：	活動レベル　：	
＿＿＿日 月曜日	＿＿＿日 火曜日	＿＿＿日 水曜日	＿＿＿日 木曜日	＿＿＿日 金曜日	＿＿＿日 土曜日	＿＿＿日 日曜日	
めまいレベル：	めまいレベル：	めまいレベル：	めまいレベル：	めまいレベル：	めまいレベル：	めまいレベル：	
自覚的苦痛度：	自覚的苦痛度：	自覚的苦痛度：	自覚的苦痛度：	自覚的苦痛度：	自覚的苦痛度：	自覚的苦痛度：	
活動レベル　：	活動レベル　：	活動レベル　：	活動レベル　：	活動レベル　：	活動レベル　：	活動レベル　：	
＿＿＿日 月曜日	＿＿＿日 火曜日	＿＿＿日 水曜日	＿＿＿日 木曜日	＿＿＿日 金曜日	＿＿＿日 土曜日	＿＿＿日 日曜日	
めまいレベル：	めまいレベル：	めまいレベル：	めまいレベル：	めまいレベル：	めまいレベル：	めまいレベル：	
自覚的苦痛度：	自覚的苦痛度：	自覚的苦痛度：	自覚的苦痛度：	自覚的苦痛度：	自覚的苦痛度：	自覚的苦痛度：	
活動レベル　：	活動レベル　：	活動レベル　：	活動レベル　：	活動レベル　：	活動レベル　：	活動レベル　：	

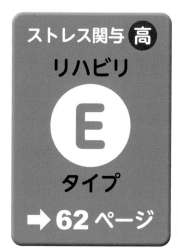

ストレス関与 高

リハビリ

E

タイプ

➡ **62** ページ

繰り返すめまいグループ

・片頭痛性めまい
　（前庭性片頭痛）

　片頭痛は **「脳の嵐」** とも言われる激しい頭痛です。くわえて、激しいめまいになる方もいます。

　この片頭痛性めまいの方には、まず、**専門医を受診して片頭痛そのものを治療**することをお勧めします。そして、その上でめまいリハビリにとりくみましょう。

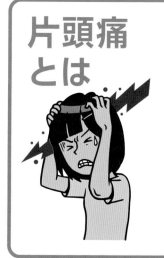

片頭痛とは

- ときどき（間欠的に）起こる
- 頻度は週に2回から，月に1回程度
- 痛みは4〜72時間持続
- 頭の片側に起こることが多い
- 脈を打つようなズキンズキンとする激しい痛み
- 動くと悪化する
- 寝込むほど痛むことがある
- 前兆としてギザギザの光が見えたり、視野の半分が見えなくなることがある
- 嘔気・嘔吐，光や音・臭いを伴う

JCOPY 498-06265

片頭痛の注意点

- 発作の起きやすいタイミングを知っておく
- 外出時は頭痛薬を携帯する
- 人混み，騒音・強い光を避ける
- 問題が解決した時、週末などストレスから解放された時に注意
- 寝不足よりも寝すぎがダメ
- 片頭痛治療薬を処方してもらい発作が起きないようにする
- 食べ物に注意（チェダーチーズ、チョコレート、赤ワインなどを避ける）
- 空腹を避ける（空腹を感じたら少量の炭水化物を摂る）

発作が起きてしまったら…

- 患部を冷やし、部屋を暗くして静かに休む
- できれば寝てしまう
- 入浴は避ける
- 専門医を受診しトリプタンという特効薬をもらう

61 ページの「前庭性片頭痛改善日誌」を活用しましょう。

メニエール病改善日誌

実行できたかどうか、どんな幸せがあったかを記入しましょう。

	❶ 1日1分間 景色を見る	❷ 1日1個, 小さな幸せを書く	❸ 1日1リットル 以上の水分を摂る
第1日			
第2日			
第3日			
第4日			
第5日			
第6日			
第7日			
第8日			
第9日			
第10日			

JCOPY 498-06265

前庭性片頭痛改善日誌

毎日の状況を記入しましょう。

	❶ めまい （頭痛が先か， めまいが先か）	❷ 天気 （気圧はどうか）	❸ 生理	❹ 適切な 睡眠時間 の確保
第1日				
第2日				
第3日				
第4日				
第5日				
第6日				
第7日				
第8日				
第9日				
第10日				

その他の注意点：ストレスをためない。光と音を避ける。
食事に気を付ける（チョコレートや空腹を避ける）。

D E タイプの7つのリハビリ

魔法の言葉

わたしはめまいに負けない！
わたしはめまいを治す！
わたしはふらつきに負けない！
わたしはふらつきを治す！

× 大きな声で **3回！**

①番	速い横	
③番	ゆっくり横	
⑤番	ふり返る	
⑥番	上下	
⑪番	50歩足踏み	
⑬番	片足立ち	
⑰番	ハーフターン	

魔法の言葉

わたしはめまいに負けない！
わたしはめまいを治す！
わたしはふらつきに負けない！
わたしはふらつきを治す！

× 大きな声で **3回！**

JCOPY 498-06265

① 番 速い横

両手を開く（間隔は肩幅より広めに）
▶目玉だけ動かして左右交互に親指の爪を見る（1往復2秒）

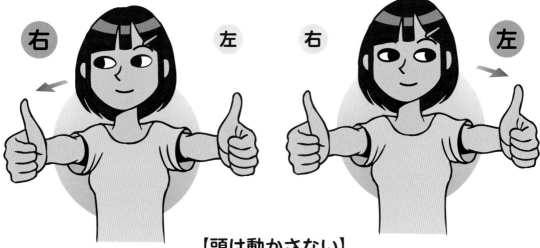

右　左　右　左

【頭は動かさない】

- 目線を変えたときのふらつきに効く。
- 横書きの文字を目で追うときのめまいに効く。

実践のポイント

✓ 20往復、数を数えて、目線を変える練習をしましょう。

✓ **親指の爪**が指標点です。手をしっかり伸ばし、**親指の爪**を
しっかりと目で捉えてください。

③番 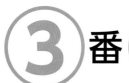 ゆっくり横

左手であごを押さえ、右手を伸ばす
▶ 右手を左右に動かし、親指の爪を目玉だけで追う

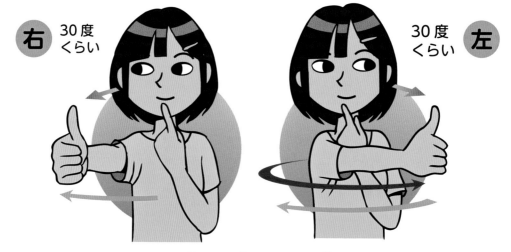

右 30度くらい　　左 30度くらい

【頭は動かさない】

● 目線を変えたときのふらつきに効く。
● 車窓の景色でめまいがする人に効く。

実践のポイント

✓ 20往復、数を数えて、目線を変える練習をしましょう。

✓ これも腕をしっかり伸ばしてください。ゆっくりで結構です。ていねいに**親指の爪**を目で追いかけてください。この運動はまさに小脳を使った目のトレーニングなのですよ。

JCOPY 498-06265

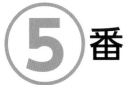 番 ふり返る

身体の正面で親指を立てて両手を握る
▶ 親指の爪から目を離さずに、頭を左右 30 度ずつ回す

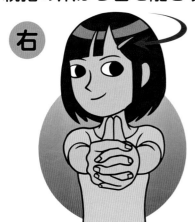 右

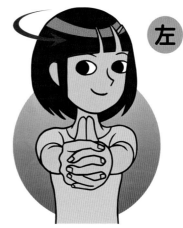 左

【クラッとしても中止しない！】【手は動かさない】

● 頭を動かしたときのめまい、ふらつきに効く。
● 人によばれてふり返るときのめまいに効く。

実践のポイント

✓ 20 往復、数を数えて、目線を変えずに頭を左右に動かす練習をしましょう。

✓ 目が親指を見続けることは、結構難しいです。どちらか一方向を向いたときに、頭と一緒に指がついていき、目が親指から離れませんでしたか？　そちらの三半規管が悪いのです。

✓ このリハビリでクラっとしても絶対に続けましょう！　めまいが治る大きな足がかりです。

✓ 首が悪い方や高齢者は、極端に速く、多く行うことは避けましょう。

⑥番 上下

腕を伸ばし、両手を内側に倒して親指をつける
▶ 親指の爪を見ながら頭を 30 度ずつ上下する

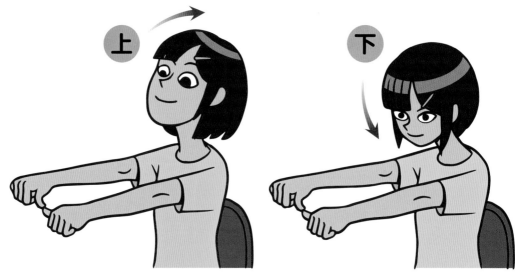

【手は動かさない】

- 頭を動かしたときのふらつきに効く。
- 顔を洗う、靴ひもを結ぶ、うがいをする、目薬をさすときのめまいに効く。

実践のポイント

✓ 20 往復、数を数えて、目線を変えずに頭を上下に動かす練習をしましょう。

✓ 首が悪い方や高齢者は、極端に速く、多く行うことは避けましょう。

JCOPY 498-06265

⑪番 50歩足踏み

開眼

両手を肩の高さまで上げ、
目を開けて
「50歩足踏み」を行う

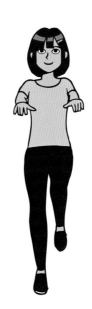

閉眼

両手を肩の高さまで上げ、
目を閉じて
「50歩足踏み」を行う

▶終ったら目を開けてみて…

左右45度以内
前1m以内
　➡外出OK

左右45～90度
前1m以上
　➡近場の外出OK

それ以上
後方1m以上
　➡外出不可

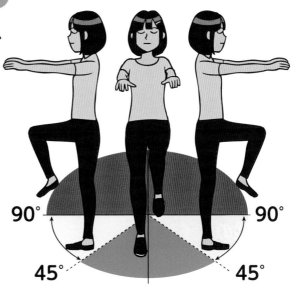

90°　　　90°
45°　　　45°

●立ったときのふらつきに効く。
●体の左右の傾き改善に効く。

⑬番 片足立ち

目を開けて片足立ち　支えあり

30秒 × 3回

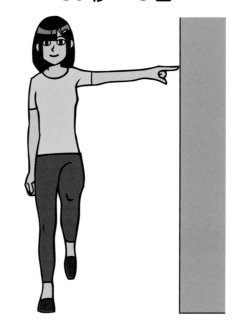

- 立ったときのふらつきに効く。
- 階段やエスカレーターを降りるときに足がすくむあなたに効く。

実践のポイント

✓ 転倒防止のため、家族などのサポートが必要。慣れたら秒数を増やしていきましょう。また、早口で秒数を数えるのはだめですよ。ちゃんと数えてくださいね。

JCOPY 498-06265

⑰番 ハーフターン 👣

まず左・右両方を試して、**苦手な方**を行ってください。
（右ハーフターンは➡31、51ページ）

左ハーフターン

❶足をそろえて立つ　❷右足を前に出す
❸左にクルッと回る　❹右足を前に出して左足にそろえる

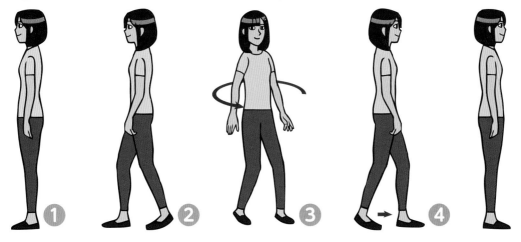

❶　❷　❸　❹

【右ハーフターンは逆になります】

● 歩行時のふらつきに効く。

実践のポイント

✅ この動きは社交ダンスのマンボのハーフターンから取り入れています。これならあなたにもできます。

✅ まず、右ハーフターンを連続3回、左ハーフターンを連続3回やってみましょう。自然と苦手な方がわかりますよ。

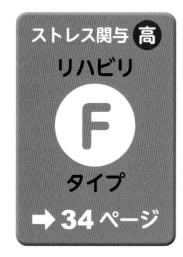

ストレス関与 高
リハビリ
F
タイプ
➡ **34** ページ

ふらつきが残る
グループ

・持続性知覚性姿勢誘発めまい
（PPPD）

　持続性知覚性姿勢誘発めまい（PPPD）に悩まれている方は、医師に**「ふらつきは心のせいですね」**と言われているかもしれません。そんな患者さんにこそ、めまいリハビリに取り組んでほしいのです。それが症状を改善する**唯一の道**だからです。

　PPPDの方は、こころもお疲れのはずです。ぜひ2・3・4章をお読みになってください！

JCOPY 498-06265

医師に「ふらつきは心のせい
ですね」と言われましたか？

『前庭リハビリ実践バイブル』
でめまいリハビリに
取り組みましょう！

持続性知覚性姿勢誘発めまい
(PPPD: Persistent Postual Perceptual Dizziness)

① 浮遊感、不安定感が3か月以上ほぼ毎日。

② 立つと悪化する。ものを見ると悪化する。

③ 過去にめまいがある（約30%）。
　夕方に悪くなる。

④ 日常生活に大きな障害がある。

「めまいを治したい!」という 「欲求」を持ちましょう

　リハビリでめまいを治すために、絶対に必要なものがあります。

　それは、**「めまいを治したい」という「欲求（強い気持ち)」**です。

　めまいのリハビリは、「小脳」という脳を訓練するものです。小脳はヒトのバランス感覚を保つ司令塔の役割を果たしています。その能力を高めることで、めまい症状を改善するのです。ところがこの小脳の能力は、「欲求」がないと高まらないのです。

> 「めまいをリハビリで治したい!」
> という強い気持ち（「欲求」）を
> 持ちましょう!

女性のつらいめまい

　つらいめまいを訴える患者さんは比較的女性に多いのですが、**女性は男性の約2倍もうつになりやすい**ことをご存じでしょうか。これらが表裏一体の関係にあることは容易に想像がつきます。

　その理由として、① 女性特有のホルモン変動により季節・時差の影響を受けやすい、② 仕事・結婚・家庭のすべてに成功を求められる "あれもこれもの時代" という社会的背景、③女性は率直に症状を訴えることが多いという人為的要因、などが考えられるでしょう。

　つらいからといって安静にばかりしていると、悪循環に陥ってしまいます。これに対処するには、リハビリと並行した認知行動療法（104ページ）も有効です。

第2章

ストレスをチェックする
めまいストレスチェックシート

めまいに伴う**こころ**の問題も、本書の大きなテーマです。ここからは、ご自分の「めまいに伴う精神症状とそのケア」について考えていただきたいと思います。

まず、「**めまいストレスチェックシート**」に実際に回答して、ご自分のストレス度を判定してみてください。

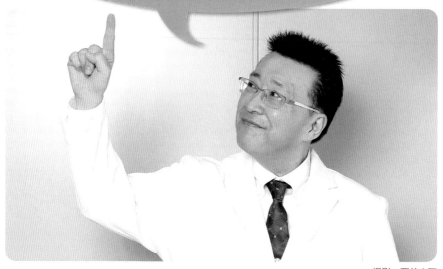

撮影：西谷圭司

JCOPY 498-06265

めまいに伴う
こころの問題も大きなテーマ

まずは
「めまいストレス
チェックシート」で、
あなたのストレス度を
チェック!

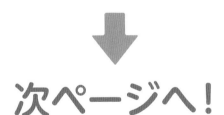

次ページへ!

あなたには、**めまい、ふらつきのために**
以下の項目があてはまりますか？

「いつもあてはまる」	なら "はい"
「ときどきあてはまる」	なら "ときどき"
「あてはまらない」	なら "いいえ"

に ◯ をつけてください！

---

1. ストレスを感じる

2. 一人で外出するのがつらい

3. 人混みに出るのが怖い

4. 周囲から自分は体調が悪いと思われている

5. 生まれつき三半規管が弱いと感じる

6. めまいが突然来るのではないかと悩んでいる

7. めまいに関して周囲から理解が得られないと感じる

JCOPY 498-06265

合計　　　　　　　点

 総合判定は次ページへ！

はい（4 点）	ときどき（2 点）	いいえ（0 点）

8点以下 の方

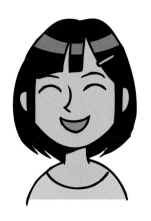

軽症です。リハビリでめまいが軽減すれば、めまいのストレスも徐々に軽快します。大丈夫です。

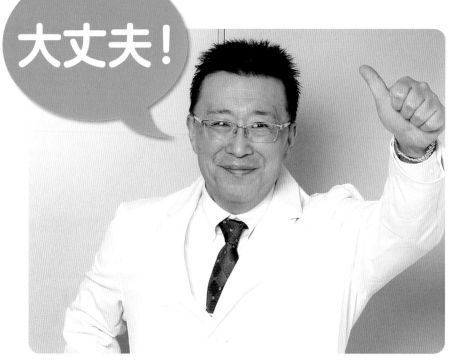

大丈夫！

撮影：西谷圭司

JCOPY 498-06265

10〜20点 の方

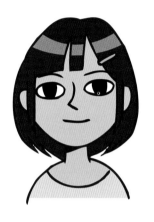

　中等症です。リハビリでめまいが軽減しても不安が残る可能性があるので、自分でめまい治療をするだけでなく医師に受診することをおすすめします。

22点以上 の方

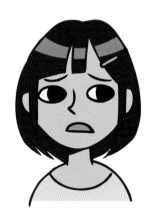

　めまい、ふらつきのためのストレスが大きいようです。めまい専門医にかかり、できれば心療内科・精神科も受診して、こころのサポートも行うことをおすすめします。

ここで、右ページのグラフをご覧ください。

　これは「めまいストレスチェックシート」を、私の**患者さんに実施していただき、その合計点数を集計**したものです（磯子中央病院にて実施。回答者総数 105 名）。

　回答してくれた 105 名の患者さんのうち、合計点数が 0 〜 8 点と比較的低い範囲に止まった方が 69 名と、全体の約 65％を占めています。このデータもふまえ、「総合判定」では、**8 点以下を軽症**としました。

　実は、協力してくれた患者さんたちの多くは、すでに 2 〜 3 年間にわたってめまいリハビリに取り組まれ、一定の成果が出てきている方々です。しかしそれでも、残りの**35％の患者さんは中等症以上**にあたる点数です。でも、合計が 10 点以上になった方も心配することはありません。めまいに伴うストレスは、めまい患者さん共通の悩みです。リハビリとこころのケアで徐々に良くなることは、多くの先輩患者さんたちが実証してくれているのですから。

JCOPY 498-06265

「めまいストレスチェックシート」
合計点数の分布

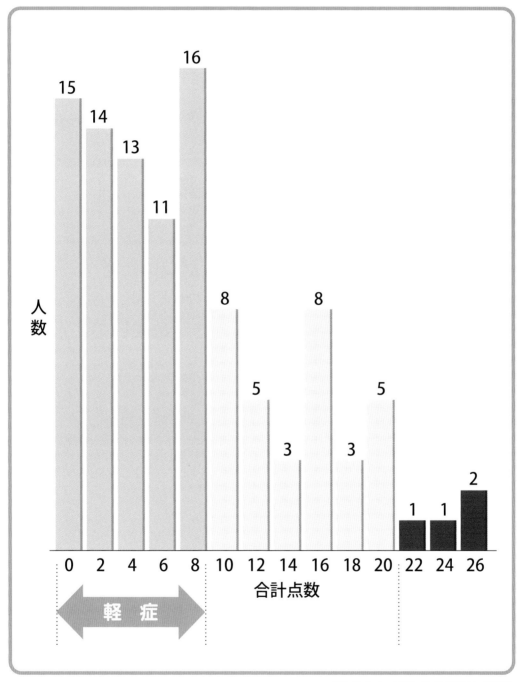

(患者さん 105 名の回答を集計)

ではこのあと、それぞれの項目について、チェックシートで○をつけた方への**アドバイス**を述べます。気楽な気持ちで目を通してみてください。きっと、**こころをもっと元気にするヒント**がつかめるはずです。

> ## 1.（めまい、ふらつきのために）
> ## 　ストレスを感じる

"はい"または"ときどき"に○がついた方へ……

・・

　一人でいるとき、時間があるときに**めまいのことばかり**考えていませんか？

　いくらくよくよと考えていても、めまいやふらつきは治りません。

JCOPY 498-06265

> 2.（めまい、ふらつきのために）
>   一人で外出するのがつらい

> 3.（めまい、ふらつきのために）
>   人混みに出るのが怖い

> 6.（めまい、ふらつきのために）めまいが
>   突然来るのではないかと悩んでいる

"はい" または "ときどき" に○がついた方へ……

お気持ちは大変よくわかります。でも、これは、めまいが**治らない典型的な思考パターン**なのです！

外出するのが嫌で、いつも家にいると、家でも横になってばかりいることになります。これでは筋力も低下し、ふらつきという借金が増すばかりです。

「めまい、ふらつきは**寝てては治らない**」のです。

めまいは寝てては治らない！ めまいは動いて治す！

> 4. （めまい、ふらつきのために）周囲から
>   自分は体調が悪いと思われている

> 7. （めまい、ふらつきのために）めまいに関
>   して周囲から理解が得られないと感じる

"はい"または"ときどき"に○がついた方へ……

めまいは外見からはわかりにくい疾患です。周囲の**理解が得られにくい**のはみな同じです。

めまいに苦しんでいる人はあなたが思っているよりも多いのです。大丈夫です。あなたの理解者はたくさんいます。たとえ家族や仕事仲間が理解してくれなかったとしても、**私が治療した 25 万人を超えるめまい患者さん**はあなたの良き理解者です！

> ## めまいに悩む仲間は
> ## たくさんいます。
> ## 一緒にめまいを克服しましょう！

JCOPY 498–06265

5. （めまい、ふらつきのために） 生まれつき三半規管が弱いと感じる

"はい" または "ときどき" に○がついた方へ……

そういう人はほとんどいません！ 先天的な場合もなくはありません。しかし、あなたの三半規管が**生まれつき弱い可能性はまずありません！**

めまい専門医が言うのですから信じてください。

またあなたは、ご自分のめまいについて周囲の人々が**理解してくれない**と感じていませんか？ そしてそのことで、**強いイライラ**を感じているのではないでしょうか。

でも大丈夫です。前ページにも書いた通り、私と 23 万人を超えるめまい患者さんはあなたの悩みがよくわかっています。だからこそ、リハビリをおすすめするのです。あなたのめまいも**リハビリをすれば良くなります！**

「生まれつき」のめまいは まずありません!

本章の最後に、右ページのグラフをご覧ください。これは、80 ページで紹介した、実際の患者さん 105 名のめまいストレスチェック結果から集計したものです。「めまいストレスチェックシート」の 7 つの項目について、○がついた数をグラフにしてみました。

　「ときどきあてはまる」または「いつもあてはまる」との回答が最も多かったのは「6. めまいが**突然来るのではないか**と悩んでいる」でした。62 人が○をつけており、これは全体の 60％近い数字です。

　続いて多かったのは、「1. **ストレス**を感じる」でした。こちらも 61 人と、やはり全体の 60％近くの患者さんが○をつけています。

　このような悩みを少しでも減らすには、めまいに受け身でいては改善しません。めまいリハビリによって、自分で治す、予防する努力をすることで、めまいに負けず、めまいを克服できる体とこころを手に入れましょう！

たくさんのめまい患者の仲間と一緒にめまいを克服しましょう！

JCOPY 498-06265

「めまいストレスチェックシート」
項目別の回答数

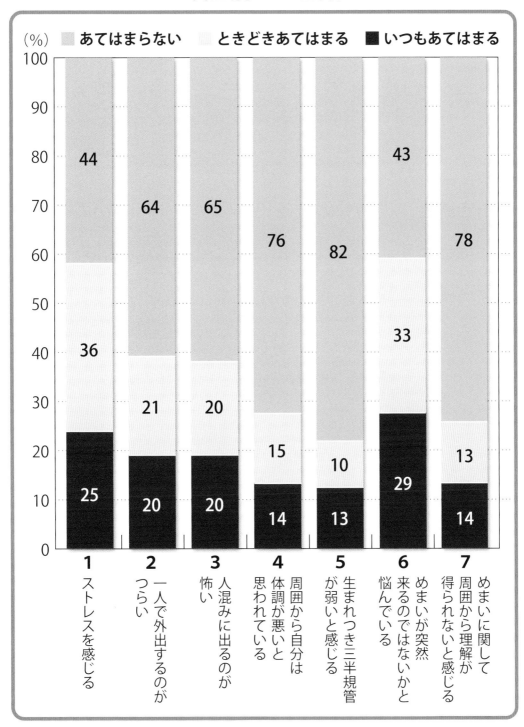

(患者さん 105 名の回答を集計)

第3章

情緒不安定度を
チェックする

めまい情緒不安定度チェックシート

引き続き、ご自分の「こころのケア」について考えていただきます。「ストレスチェック」に続いては、「情緒不安定度チェック」です。

まずは実際に質問を読んで、回答してみてください！

JCOPY 498-06265

今度は
「めまい情緒不安定度
チェックシート」で、
あなたの情緒不安定度を
チェック！

次ページへ！

あなたには、**めまい、ふらつきのために**
以下の項目があてはまりますか？

「いつもあてはまる」	なら "はい"
「ときどきあてはまる」	なら "ときどき"
「あてはまらない」	なら "いいえ"

に 〇 をつけてください！

	はい (4点)	ときどき (2点)	いいえ (0点)
1. 気持ちが張り詰めている			
2. 気持ちが落ち着かない			
3. イライラしている			
4. 激しい怒りを感じる			
5. 疲れている			
6. ぐったりしている			
7. 元気が出ない			

JCOPY 498-06265

合計 　　　　　　点
_____

 総合判定は次ページへ!

	はい (4 点)	ときどき (2 点)	いいえ (0 点)
8. 前向きな気持ちになれない			
9. 集中力が続かない			
10. 頭が混乱している			
11. 気分が落ち込む			
12. よく眠れない			
13. 悲しくなることが多い			

情緒不安定度チェックシートの作成にあたっては、D. M. McNair ほか原著，横山和仁ほか構成．日本語版 POMS（短縮版）．東京：金子書房；2005. を参考にした。

16 点以下 の方

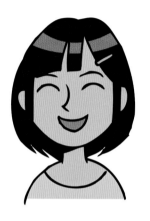

　あなたのこころは大丈夫です。ほんの少しお疲れ程度です。めまいリハビリでからだが元気になれば、こころも後から追いついてきて元気になります！ 大丈夫です。

JCOPY 498-06265

18 ～ 34点 の方

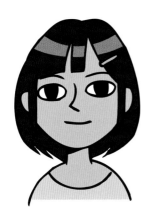

　あなたは、こころがお疲れです。めまいリハビリをしばらくお続けになってください。短期決戦では解決しません。

　この本をお読みになる時点で、最低3か月以上はめまいやふらつきでお悩みでしたね？　もっと長い…ですか？　わかります。多くの方は6か月以上悩まれています。

　それだけ長い悩みなのですから、あせらず、じっくりとめまいリハビリに取り組みましょう。

36 点以上 の方

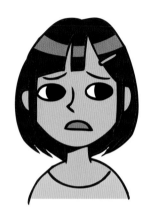

　あなたはこころがかなりお疲れですね。めまいに伴う情緒不安定があります。ですから、お一人で悩んでいてはいけないと考えます。ご家族など周りの方々にも、あなたのこころのお疲れが伝わっている状態です。

　でも、めまいが原因のこころの疲れは、めまい自体もリハビリで治さないと治りません。忘れないでください。めまいとめまいに伴う精神症状をともに治すことが肝心なのです。

　一度、病院に受診されて医師に相談してはいかがですか？　お一人で悩んでいては解決しません。一歩足を前に出してみましょう！

JCOPY 498-06265

ここで、「めまいストレスチェックシート」と同じように (80 ページ)、「めまい情緒不安定度チェックシート」を、私の患者さんに実施していただいた際の集計結果をご覧ください。次ページのグラフです。

　105 名の患者さんのうち、合計点数 0 〜 16 点の方がちょうど 70 名と、全体の 3 分の 2 を占める割合でした。これらを参考にして、「総合判定」では **16 点以下をこころのお疲れ軽症**としました。18 点から 34 点までの人数が約 3 割で、こころがお疲れとし、36 点以上は上位 5％で、こころがかなりお疲れと判定しました。

　前にも書きましたように、今回の患者さんたちは、めまいリハビリをある程度身につけている方々が中心でした。もしあなたが 18 点以上の点数となってしまったとしても気に病むことはありません。

　まずは第 1 章を見て、ご自分のやるべきリハビリに取り組むことでめまいを軽快させ、さらに平行してこころのケアで、少しずつこころも軽やかにしていくことができるのです！

「めまい情緒不安定度チェックシート」
合計点数の分布

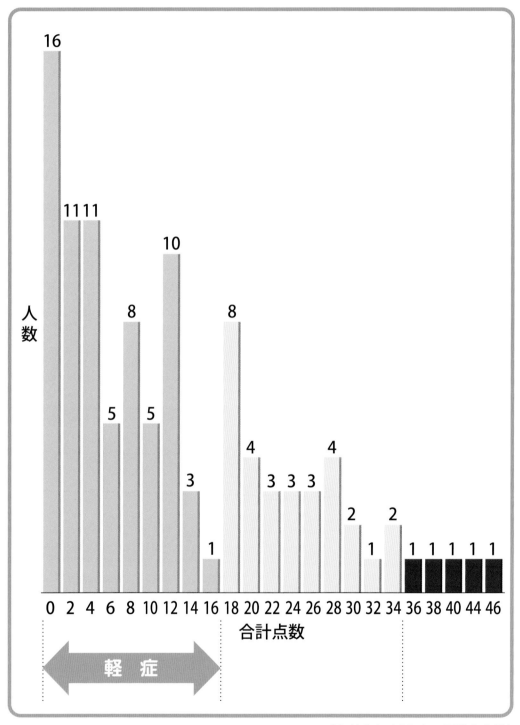

(患者さん 105 名の回答を集計)

JCOPY 498-06265

さて、「情緒不安定」は一般に、次の6つのジャンルに分けられます。それは、**不安・怒り・疲労・活気の喪失・混乱**（思考力低下）・**うつ**っぽい、です。

「めまい情緒不安定度チェックシート」の項目も、これに沿って分類することができます。

次ページからは、この分類をふまえて、それぞれの項目に○がついた方へのアドバイスを述べます。ぜひ、参考にしてみてください。

情緒不安定の6分類

- 不安
- 怒り
- 疲労
- 活気の喪失
- 混乱（思考力低下）
- うつっぽい

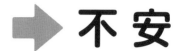

1. 気持ちが張り詰めている
2. 気持ちが落ち着かない   ➡ 不 安

上記項目で、"はい"または"ときどき"に○がついた方へ…

　あなたは、**人混みなどに出ることへの不安**が、特に強いですね。まわりの人たちが、自分の**めまいについて理解してくれない**、という思いも強いようです。その不安感のあまり、ぐったり疲れてしまって元気も出ないのではないでしょうか。

　リハビリでめまいを克服した先輩たちも、最初はみんなそのような不安でいっぱいでした。

　でも、めまいリハビリをがんばってその効果が出てくると、自然に不安も減ってきます。**めまいが良くなれば、不安もなくなります**。安心してください。

JCOPY 498-06265

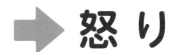
上記項目で、"はい"または"ときどき"に○がついた方へ…

- -

　めまい患者さんは、こころの中では、なかなか治らな**いめまいに対するイライラ**がつのっていることが調査データからも明らかになっています。そしてそのイライラが**ストレス**になり、**頭も混乱**して前向きになれないのです。

　でも、そんなイライラもめまいが改善すれば軽くなりますから、**まずはリハビリ**をがんばりましょう。

　また、イライラを軽減する漢方薬もあるので、それを服用することも良いかもしれません。

- **めまいリハビリで症状が改善すれば怒りも減ります。**
- **漢方薬も活用してみましょう。**

5. 疲れている 6. ぐったりしている	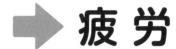 疲労
7. 元気が出ない 8. 前向きな気持ちになれない	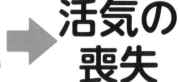 活気の喪失

上記項目で、"はい"または"ときどき"に○がついた方へ…

　そんなあなたは声が小さくなっていませんか？

　当たり前のことですが、めまいが慢性的に続くと非常に疲れます。でも、**声**を出すようにこころがけましょう！はじめは**"から元気"**でもいいんです。

> めまいリハビリに取り組むときにも、背筋を伸ばしてお腹から大きな声を出しましょう。

JCOPY 498-06265

当院では入院患者さんに、次の言葉（めまいと不安を治す魔法の言葉）を、大きな声で口にしていただいています。

> ・わたしはめまいに負けない！
> ・わたしはめまいを治す！

　恥ずかしがらずに行いましょう！

　大きな声で言ってみてください。あなたは変われます。そして、リハビリをがんばってめまいが良くなれば自然に元気も湧いてきます。

　また漢方薬にも、元気を出し、疲労を軽減するものがあります[※]（121 ページ参照）。

※ 新井基洋, 他. めまい集団リハビリテーションと補中益気湯併用療法. 心身医. 2011; 52: 221-228.

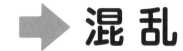

9. 集中力が続かない
10. 頭が混乱している　　➡ 混乱

上記項目で、"はい"または"ときどき"に○がついた方へ…

　あなたはめまいのせいで頭が混乱してしまって、頭が疲れきっています。一方で、いつも不安な、張りつめた気持ちからイライラがつのっているのではないでしょうか。めまいリハビリどころではない、そんな状態かもしれませんね。

　慌てることはありません。毎日ほんの少しずつでかまいませんから、ゆっくりとめまいリハビリに取り組んでください。**めまいが良くなれば**、混乱からも**少しずつ回復**することができます。

　あせらずじっくりと、からだもこころも元気にしていきましょう。

あせらずゆっくり、めまいリハビリに取り組みましょう！

JCOPY 498-06265

11. 気分が落ち込む
12. よく眠れない 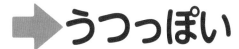 うつっぽい
13. 悲しくなることが多い

上記項目で、"はい"または"ときどき"に○がついた
方へ…

　うつっぽい、と言われてショックを受けていますか？
大丈夫です。別に、うつ病というわけではありません。
　これらの項目に○がついたあなたは、自分のめまいに
ついて周囲の理解が足りないと強く感じていませんか？
ときには泣きたくなるような思いになることもあるので
はないでしょうか？
　そんなあなたは次ページの『認知行動療法「7つのコ
ラム」の活用』を読んでみてください。

　ただし、もし3つの質問すべてに
「はい」がついたときは、
心療内科や精神科で専門的なケアを
受けた方がよろしいと思います。

認知行動療法「7つのコラム」の活用

　慢性のめまい患者さんは「つらい、治らない」という言葉が口癖になってしまい、常に後ろ向きの考え方を持つようになってしまいがちです。ネガティブな思考が続く場合には、その思い込みを取り除く必要があります。

　このような考え方や物事の受け取り方を「認知」と呼び、その改善を図ることで問題を解決しようとする「認知行動療法」という考え方があります。その第一人者である大野裕先生が紹介するノウハウのひとつに「7つのコラム」というものがあります[※]。これは、7項目のコラム（思考記録表）にしたがって考え方を記録することで、あたかも自分自身をカウンセリングするように振り返り、気持ちを切り替えるきっかけとするものです。

　めまい患者さんの場合の記入例を、右ページに記載してみました。みなさんも実際に書いてみてください。きっと考え方を変えるお役に立ちますよ！

[※] 大野裕，著『こころが晴れるノート』（創元社、2003 年）

めまい「7つのコラム」記入例

① 状況	めまいがひどくて吐き気がひどくトイレに這って行った。しなければいけない家事もできず、買い物にも行けなかった。
② 気分[*1]	パニック（100%）、憂うつ（100%）、いらだち（95%）、不安（60%）
③ 自動思考（そのとき瞬間的に浮かんだ考え）	いつもめまいに苦しめられている。もっと激しいめまいが来るに違いない。もう嫌だ…
④ 根拠（自動思考を裏付ける事実）[*2]	夕方に吐き気を伴うひどいめまいが起きてしまいトイレに1時間近くこもっていた。発作が収まった後も動く気になれず夕食の支度も何もできなかった。
⑤ 反証（自動思考と反対の事実）	その前日は朝起きた時にめまいが起きたが、30分ほど布団でじっとしていたら治り、買い物にも行けて夕食も準備できた。
⑥ 適応的思考（バランスの良い役立つ考え）	常にひどいめまいが起こっているわけではない。調子が良いときには外出もできている。
⑦ 今の気分[*1]（気分がどう変わったか）	憂うつ（70%）、いらだち（55%）、不安（40%）、希望（5%）

*1 気分を一語で表現し、レベルを%ではかってみる（100%が最大）
*2 自動思考を裏付ける客観的な事実だけを書く

認知行動療法をふまえた患者さんへの手紙

　慢性めまいには不安が遷延することが多いので、アドバイスします。

　持続性知覚性姿勢誘発めまい（PPPD）の診断が付いたなら、下記をご参照ください。詳細な定義は割愛しますが、壮年期に多く、医師が診察で確認できるめまい程度よりもご自身の訴えや辛さが大きいのが特徴で、家事や日常生活を営むことができず、寝たきりになる可能性もあります。最低1年間はPPPDの治療である（1）前庭リハビリと、（2）認知行動療法と、（3）抗うつ薬の投与（心療内科にお願いしてもらってください）を継続する必要があります。

　（1）リハビリ　PPPDは立位でめまいの誘発を認めるため立位前庭リハビリが不可欠で、本疾患は視刺激でめまいを増悪する特徴があるので、前庭リハビリ選択には視刺激リハビリを外すことがコツです。リハビリ選択例：5番「ふり返る」、6番「上下」、11番「50歩足踏み」、12番「継ぎ足」、17番「ハーフターン」を1日3回（1回7分以上、1日20分以上行う）

　（2）認知療法　慢性めまいになると、あなた以外でも「つらい、治らない」という言葉が口癖になっており、後ろ向きの言葉と考えを常に持ちます。いつまでも不安感や頭重感などの不

JCOPY 498-06265

定愁訴が取り除けず、めまいが常に起こっていると訴える慢性
めまい患者さんは、認知（考え方）の歪みをきたしている可能
性があるのです。医師が診てめまいが軽快していると判断して
も、患者さんが感じるめまいが持続性に存在し、個人にネガテ
ィブな視点をもたらす思考が続く時は、それを改善する必要が
あります。これが認知（考え方）の改善です。その修正を目的
とした認知再構成法の手法に「7つのコラム」があります。考
えを振り返る記録表を自分で作ることで、めまいを治す考え方
を持ちましょう！　下記を参考に、ご自身にあてはめて、まず
①～⑤まで考えてください。

①状況（めまいの現況はいかがですか？）：今まで通りの家事
　や行動ができない。

②気分（気持ちはいかがですか？）：不安感で頭と心の中が一
　杯である。

③自動思考（今の考えは？）：いつもめまいが起こっている。
　また、激しいめまいが来る気がする。

④根拠（そのような考えを持つ根拠は？）：発症時は嘔吐が続
　き、トイレも這って行った。

⑤反証（誤った思考と反対の具体的事実を考えましょう！）：
　「今、めまいはどのような時に起きますか？」「それはどのよ
　うなめまい？」「最初に起きためまいと比べてどうですか？」

「今はどんなことに困っていますか？」「不安に思うのはどんなことですか？」「今、本当にめまいは起きていますか？」と、ご自身の現状のめまい状態を考えてください。

答えを自分のノートに書いてください。毎日書いて、変化をみたらどうでしょうか？　愚痴を書くのではなく、行ったリハビリと前向きな考えなど、取り組んだ日々の努力の結果を書きましょう。

少し冷静に自分の現状のめまいを観察できたら、⑥⑦に取り組みます。

⑥適応的思考（めまいを治すために役立つ考えを持ちましょう）：「そう言われれば、あの激しいめまいは起こってないですね。もうめまいは軽くなっていたのかしら」という言葉を、時間をかけて言うことは大事です。

⑦今の気分（気分がどう変わったか）：「まだ不安はあるけれど、多少は日常に影響があるが、普通の生活がなんとかできそうな気がする」という気分を持ちましょう！

少しずつ自信を持つために、声を出してリハビリを行い、後ろ向きな考えを捨てましょう！　日常生活が送れるように、自

JCOPY 498-06265

分自身の考えと行動を変えていかなくてはいけないのです。大事なのは「治したい」という本来の欲求で、後ろ向きの考えは治療に逆効果であることも理解してください。「めまいを治す」という前向きな気持ちを持ち、声を出しながらリハビリを実施することも大事です。また、めまいを治すことを最終目標にするのではなく、めまいでできなくなった楽しみ、趣味、夢を叶えるためにめまいを治すんだ、という考え方を持ちましょう！たとえば、毎日（タイプの男性でなくても（笑））新井の本の写真などを見ながら、「わたしはめまいを治す！」「わたしはめまいに負けない！」と、近所迷惑にならない程度（笑）に声を出して、めまいリハビリを行ってください。

　悩んで解決しないことは悩みすぎない！　悩むのは5分まで。「治す！」「負けない！」を口癖に。
　1日3回、リハビリを行うたびにこれを声に出して読んで、**3か月間を目安に**リハビリに真摯に取り組んでください。**すぐに結果を求めず、コロナ終息後、受診予約をお待ちしています。**よろしくお願いいたします。

横浜市立みなと赤十字病院めまい平衡神経科 **新井基洋**

さて、ここでもう１つ、情緒不安定度チェックを、患者さんに実際に行っていただいた際の集計結果を紹介しましょう。右ページのグラフは「情緒不安定度チェックシート」の 13 の項目について、○がついた数をグラフ化したものです。

　「ときどきあてはまる」または「いつもあてはまる」との回答が最も多かったのは「9. **集中力**が続かない」でした。実に半数以上の方が「あてはまる」と回答しています。次が、「5. **疲れ**ている」、さらに「11. 気分が**落ち込む**」と続きます。いずれも、やはりほぼ半数の方が選びました。

　このように、めまいの患者さんが疲れたり、集中力が続かなくなったり、落ち込んだりするのはとても多いことなのです。そしてこれを克服するには、まず、めまいリハビリを施行してめまい軽減に努めることしかありません。その後も症状が続くときには、これらを改善させる薬剤も必要です。

110

「めまい情緒不安定度チェックシート」
項目別の回答数

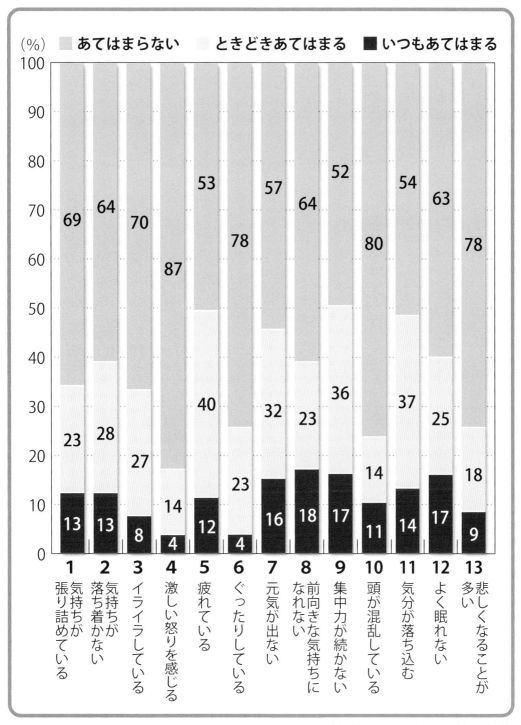

(%)

■ あてはまらない　□ ときどきあてはまる　■ いつもあてはまる

	あてはまらない	ときどきあてはまる	いつもあてはまる
1 気持ちが張り詰めている	69	23	13
2 気持ちが落ち着かない	64	28	13
3 イライラしている	70	27	8
4 激しい怒りを感じる	87	14	4
5 疲れている	53	40	12
6 ぐったりしている	78	23	4
7 元気が出ない	57	32	16
8 前向きな気持ちになれない	64	23	18
9 集中力が続かない	52	36	17
10 頭が混乱している	80	14	11
11 気分が落ち込む	54	37	14
12 よく眠れない	63	25	17
13 悲しくなることが多い	78	18	9

(患者さん 105 名の回答を集計)

第 4 章

こころを元気に！
こころも元気 からだも元気

●からだが病めばこころも病む

さて、ストレスチェック、情緒不安定度チェックはいかがでしたか？

「心療内科」という標榜科名がありますね。内科が最も代表的な診療科名なので、心療「内科」が設置されたわけですが、**からだが病気になったらこころも病む**のはすべての病気に共通です。

●こころを元気にすることの大切さ

私がこころの大切さに気付いたのは、6年ほど前でした。それまではめまいリハビリを行っても、100人の

うち85～90人までしか治せませんでした。どうして
だろう…と、ずっと悩んできました。これはこころの問
題かもしれない。

からだが病気になれば

↓

こころも病む

↓

こころのケア

めまいリハビリ と
こころのケア

↓

あなたも、めまいを克服！

この点に注目し、**こころのケア**に取り組むようになってから、**治療成績**はますます良くなったのです。

●めまいとこころの関係はエビ天のごとし？

私はよく患者さんに、**エビの天ぷら**をたとえにしたお話をしています。

めまいやふらつきの症状自体を、「エビ」だとしましょう。このエビは、からだの問題です。**こころの問題**が、エビ天の**「ころも」**です。

めまいそのもの（エビ）に加えて、めまいを取り巻くストレス・不安といったこころの問題（ころも）が大きければ大きいほど、全体としての症状は悪くなってしまいます。

みなさんは「ころも」の薄い高級エビ天が好きですか？

JCOPY 498-06265

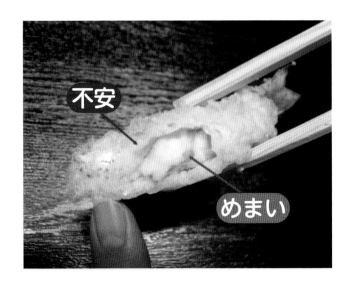

　それとも、あつーい「ころも」に包まれたスーパーの
お惣菜売り場のエビ天がお好きですか？

　ぜひ、ころもの薄い高級エビ天を目指しましょう！

　まず、めまいリハビリに一生懸命取り組んでください。
一方で、各チェックシートを通じてわかったこころの問
題とも取り組みましょう。

第5章

めまいの薬物療法

めまい領域には約 40 年間、新薬が登場していませんが、もちろん薬物療法も有効な治療法です。本章では、その最新の知識を具体的にご紹介します。

●急性期・亜急性期の抗めまい薬

急性期のめまいに伴う嘔気・嘔吐には**抗ヒスタミン薬（H1 ブロッカー）**が有効です。前庭性めまいでは H1 受容体を介して嘔吐中枢が刺激されることがわかっており、またその副作用としての眠気は鎮静作用として用いることができます。具体的な薬剤は以下の通りです。

> ジフェンヒドラミン・ジプロフィリン（トラベルミン®）
>
> ジメンヒドリナート（ドラマミン®）
>
> プロメタジン塩酸塩（ピレチア®、ヒベルナ®）

JCOPY 498-06265

また、ストレスによる自律神経機能異常によって椎骨動脈血流の左右差が引き起こされ、そのために生じる内耳・脳幹の循環不全もめまいの原因となります。そこで特に、急性期とそれに続く亜急性期では、この循環不全を改善すべく、以下のような**抗めまい薬**と**内耳循環改善薬**、**利尿薬**が用いられます。

ベタヒスチンメシル酸塩（メリスロン®）

イソソルビド（イソベイド®）
　メニエール病治療薬、初期〜3か月くらいまで有効

ジフェニドール塩酸塩（セファドール®）

イソプレナリン塩酸塩（イソメニール®）

アデノシン三リン酸二ナトリウム（アデホスコーワ®）

カリジノゲナーゼ（カルナクリン®）

イフェンプロジル酒石酸塩（セロクラール®）

イブジラスト（ケタス®）

イソソルビド（イソバイド®）

●外用の消炎鎮痛薬

ロキソプロフェン Na テープ 50mg、100mg「ユートク」

ジクロフェナクナトリウムテープ 15mg、30mg「ユートク」

●抗うつ薬

これまでもお話してきた通り、めまいの治療ではこころの問題も大変重要です。そこで、抗うつ薬（うつ病治療薬）も、適切に使用すれば大変有効な場合があります。

比較的新しくて副作用が少ないとされる抗うつ薬として、まず**SSRI（選択的セロトニン再取り込み阻害薬）**が挙げられます。その代表的なものは以下の通りです。

> パロキセチン（パキシル®）
> フルボキサミン（デプロメール®）
> セルトラリン（ジェイゾロフト®）
> エスシタロプラム（レクサプロ®）
> ボルチオキセチン（トリンテリックス®）

SSRI は、セロトニンという神経伝達物質を増やすことでうつ状態を改善する薬ですが、セロトニンに加えてノルアドレナリンという物質にも作用するのが**SNRI（セロトニン・ノルアドレナリン再取り込み阻害薬）**で、具体的には以下の薬剤が挙げられます。

> ミルナシプラン（トレドミン®）
> デュロキセチン（サインバルタ®）

JCOPY 498–06265

さらにわが国でも 2009 年に、**NaSSA（ノルアドレ**
ナリン作動性・特異的セロトニン作動性抗うつ薬）が承
認されました。SSRI、SNRI とも全く違ったタイプのも
ので、SSRI などより強い抗うつ作用が素早く得られる
のみならず、鎮静作用、不安・睡眠障害を改善する効果
を有するとされています。具体的には以下の薬剤です。

> ミルタザピン（レメロン®、リフレックス®）

　私たちもこのミルタザピンの効果に着目して研究を行
い、BPPV 患者さんのめまいリハビリにこの薬を併用す
ることが有効かつ安全であるとの結果を得ています※。

※ 新井基洋，牧山祐希，中山貴子，他．うつ状態を併存する難治性良性発作性頭位めまい症へのミルタ
　ザピン併用療法の検討．耳鼻・頭頸外科．2012; 84: 1027-1033.

●睡眠薬
依存がなく安心して使える 3 剤を挙げておきます。

> エスゾピクロン（ルネスタ®）
> スボレキサント（ベルソムラ®）
> レンボレキサント（デエビゴ®）

●片頭痛薬

　世界的なスタンダードとなっている「国際頭痛分類」の前庭性片頭痛の診断基準を紹介しておきます。

前庭性片頭痛の診断基準

（日本頭痛学会・国際頭痛分類委員会、訳. 国際頭痛分類. 第3版. 医学書院；2018. p.195）

A. CとDを満たす発作が5回以上ある
B. 現在または過去に1.1「前兆のない片頭痛」または1.2「前兆のある片頭痛」の確かな病歴がある
C. 5分〜72時間の間で持続する中等度または重度の前庭症状がある
D. 発作の少なくとも50%は以下の3つの片頭痛の特徴のうち少なくとも1つを伴う
　　①頭痛は以下の4つの特徴のうち少なくとも2項目を満たす
　　a) 片頭痛　b) 拍動性　c) 中等度または重度　d) 日常的な動作により頭痛が増悪する
　　②光過敏と音過敏
　　③視覚性前兆
E. ほかに最適なICHD-3の診断がない、または他の前庭疾患によらない

　片頭痛には、薬物による予防療法が有効であると考えられています。日本頭痛学会のガイドラインなどで推奨されている代表的な薬剤は以下の通りです。

> ロメリジン（ミグシス®）
>
> バルプロ酸ナトリウム（デパケン®、セレニカ®R）
>
> アミトリプチリン（トリプタノール®）

　加えて特効薬として期待されている薬も紹介します。

> ガルカネズマブ（エムガルティ®）（抗CGRP抗体作用薬）
>
> リザトリプタン（マクサルト®）
>
> エレトリプタン（レルパックス®）　ほか

JCOPY 498-06265

● 漢方薬

漢方薬にもめまいに効果のある薬剤があります。

まずめまい自体に効果のある漢方薬は次の通りです。

半夏白朮天麻湯：高齢者。胃腸虚弱を伴うもの

苓桂朮甘湯：若い女性。起立性調節障害、動悸・のぼせを伴うもの

五苓散：若年から中年女性。頭痛、嘔気、浮腫を伴うもの

真武湯：高齢者。ふらつき、胃腸虚弱、低血圧、冷え性を伴うもの

続いて**めまいのベースにある食欲不振を改善し元気を回復する漢方薬**です。

補中益気湯：活気を改善し怒りを軽減

人参養栄湯：食欲不振に効き、疲労けんたいに有効

次に、**めまいに伴う不眠・イライラを改善する漢方薬**。

抑肝散加陳皮半夏：入眠障害改善と不安・怒りの軽減

最後に、**更年期のめまいに有効な漢方薬**です。

桂枝茯苓丸：月経異常を伴うもの

当帰芍薬散：虚弱体質の女性。特に足冷えを伴うもの

加味逍遙散：自律神経症状、イライラを伴うもの

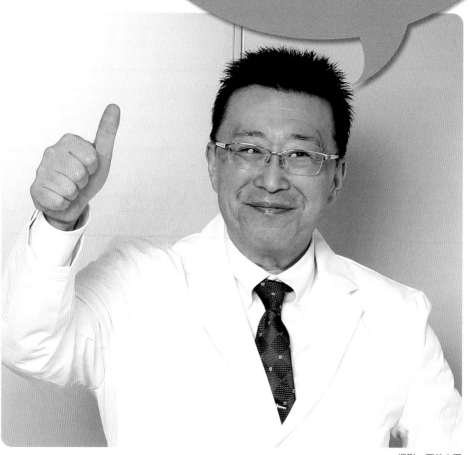

撮影：西谷圭司

JCOPY 498–06265

おわりに

　この改訂版執筆中の 2021 年 3 月 24 日、例年より少し早い桜が咲き誇る中、闘病中だった私の父が他界しました。84 歳でした。

　父は、81 歳になるまで現役の耳鼻咽喉科医を続けていました。患者さんのために働く彼の背中に導かれるようにして、私も耳鼻咽喉科医になりましたし、常に、父は越えられない目標として私の前に立ち続けてくれていました。

　めまい診療の大家であり、わが国におけるめまい平衡リハビリテーションのパイオニアである徳増厚二先生（元北里大学医学部教授）の下で、めまい学の道に進むように導いてくれたのも父でした。

　彼がいなければ、25 万人を超えるめまい患者さんと出会うこともなかったでしょうし、ともに歯を食いしばってリハビリをがんばった末に、めまいを克服した患者さんたちの、笑顔を見ることもできなかったでしょう。

　私も 81 歳になるまで続けるつもりで、これからも皆さんと一緒にめまいリハビリテーションを続け、もっともっとたくさんの患者さんを笑顔にしていきたいと考えています。父もきっと天国から笑顔で見守っていてくれることでしょう。

　ここに改めて、皆さんと一緒にめまいに打ち勝つ治療をしていきますことを誓います。よろしくお願い申し上げます！

2021 年 6 月　　新井基洋　拝

著者紹介

新井基洋
（あらい もとひろ）

1964 年埼玉県生まれ。1989 年北里大学医学部を卒業後、国立相模原病院、北里大学耳鼻咽喉科を経て現職。日本めまい平衡医学会専門会員、代議員。1995 年に「健常人 OKAN（視運動性後眼振＝めまい）」の研究で医学博士号を取得。1996 年、米国ニューヨークマウントサイナイ病院において、めまいの研究を行う。北里方式をもとにオリジナルのメソッドを加えた「めまいリハビリ」を患者に指導し、高い成果を上げている。著書に『めまいは寝てては治らない―実践！めまい・ふらつきを治す 23 のリハビリ』（中外医学社）などがある。

前庭（めまい）リハビリ実践バイブル　　　©

発　行	2013 年 10 月 30 日　1 版 1 刷	
	2014 年 12 月 10 日　1 版 2 刷	
	〔改訂改題〕	
	2021 年 9 月 10 日　2 版 1 刷	

著　者　新　井　基　洋

発行者　株式会社　　中　外　医　学　社
　　　　代表取締役　青　木　　滋

　　　　〒 162-0805　東京都新宿区矢来町 62
　　　　電　話　　（03）3268-2701（代）
　　　　振替口座　　00190-1-98814 番

組版 /（株）月・姫　　　　　　＜ KS・HU ＞
印刷・製本 / 三和印刷（株）
ISBN978-4-498-06265-8　　　　Printed in Japan